AF782963

Warner

Öle, die die Seele heilen

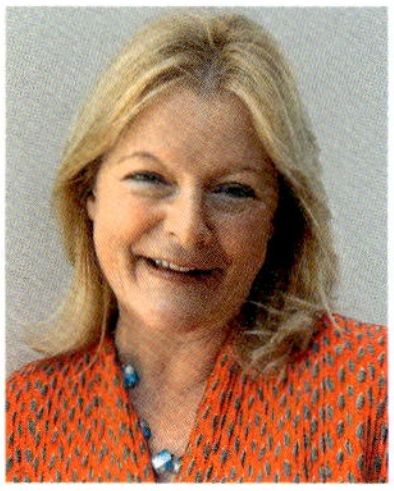

FELICITY WARNER entstammt einer langen Tradition von Denkern, die es sich zum Ziel gesetzt haben, die alte spirituelle Weisheit im heutigen Denken am Leben zu erhalten. Ihr Studium der Philosophie, Spiritualität und Komplementärmedizin ist seit mehr als 30 Jahren von Platon, Asklepius, Jung und den Mysterientraditionen des Ostens und des Westens inspiriert. Felicity Warner leitet die Soul Midwives School in Dorset, Großbritannien, und hält Vorlesungen in Krankenhäusern, Hospizen und Universitäten. Ihre Erkenntnisse aus der Forschung zu Aromapflanzenölen und deren Auswirkungen auf das menschliche Energiefeld lässt sie in ihre Tätigkeit als Heilerin und Seelsorgerin einfließen.

Ich widme dieses Buch all jenen,
die diesen heiligen alten Brauch am Leben erhalten.

— Für jene, die Ohren haben zu hören und Augen zu sehen: Wo der Geist ist, dort liegt der Schatz. —

Felicity Warner

Öle, die die Seele heilen

Die spirituelle Kraft der Aromatherapie

Aus dem Englischen übersetzt
von Nina Kavelar

TRIAS

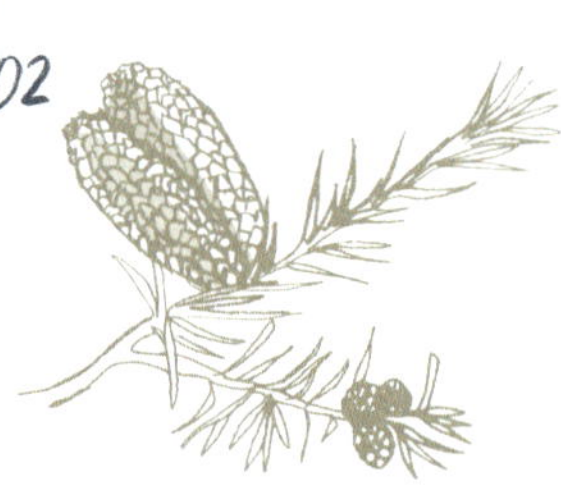

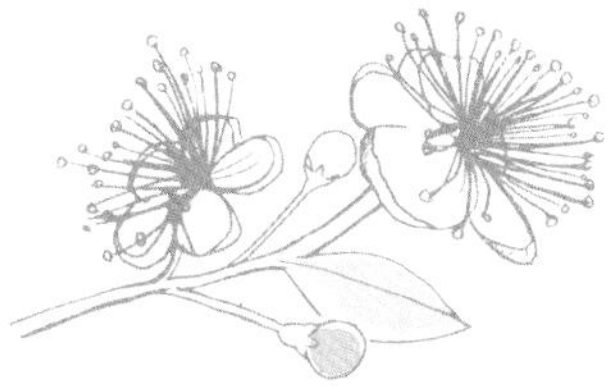

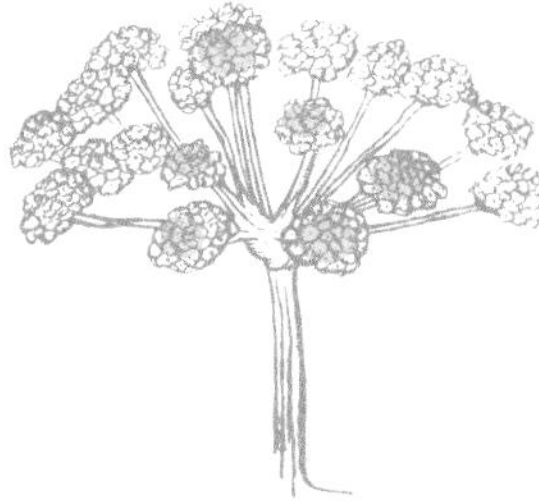

Einleitung

In den letzten Jahrzehnten haben ätherische Öle große Bekanntheit erlangt. Man kann sie im Internet oder in Bioläden kaufen und für viele verschiedene Anwendungen nutzen, etwa als Raumparfum in einem Zerstäuber oder als Badezusatz. Oder geben Sie einfach ein paar Tropfen auf Ihr Kopfkissen und genießen Sie beim Einschlafen den beruhigenden Duft. Professionelle Aromatherapeuten verwenden die Öle auch, um körperliche und seelische Beschwerden zu lindern.

Heilige Öle sind eine kleine Gruppe von ätherischen Ölen, die – wie ihr Name schon sagt – über besondere Eigenschaften und Energien verfügen. Von manchen dieser Öle haben Sie wahrscheinlich schon gehört (wenn auch in einem anderen Zusammenhang), zum Beispiel von Rose und Patchouli. Andere sind weniger bekannt, etwa Opoponax und Ravensara. Ich arbeite seit vielen Jahren mit diesen Ölen, vor allem in meiner Tätigkeit als Seelenbegleiterin (eine spirituelle, ganzheitliche Form der Sterbebegleitung). Fast alle diese Öle werden seit Jahrhunderten verwendet und dieses Buch erzählt ihre Geschichte. Nur ein Öl ist ein wertvoller Neuzugang. Seine Zeit ist gekommen, weil die Welt von heute seine Energie braucht.

Dieses Buch besteht aus zwei Teilen. Im ersten Teil berichte ich darüber, wie ich zum ersten Mal mit den heiligen Ölen in Berührung kam und wie ich zu einer Myrrhophore wurde – einem Mitglied eines uralten Geheimbunds aus Frauen, die diese Öle zum höchsten

Wohl der Menschheit einsetzen. In diesem Teil des Buchs erfahren Sie auch, wie Sie die Öle in Ihre Meditation einbauen und sich mit ihnen verbinden können.

Im zweiten Teil dieses Buchs beschreibe ich die praktischen Anwendungsbereiche, aber auch die esoterischen Eigenschaften der 20 Öle genauer. Zu jedem Öl finden Sie eine geführte Meditation, in der Sie es besser kennenlernen können, und ein spezielles Mandala (auf der Einführungsseite des jeweiligen Öls platziert), um die meditative Erfahrung noch zu vertiefen. Um die Wirkung einzelner Öle zu veranschaulichen, gibt es zu jedem Öl ein Fallbeispiel aus meiner Praxis. Aus Gründen der Privatsphäre wurden in den Berichten einige persönliche Details verändert.

Zum Abschluss finden Sie am Ende des Buchs noch einige weiterführende Informationen, darunter eine kurze Liste mit empfehlenswerten Büchern und einige Anbieter für ätherische Öle.

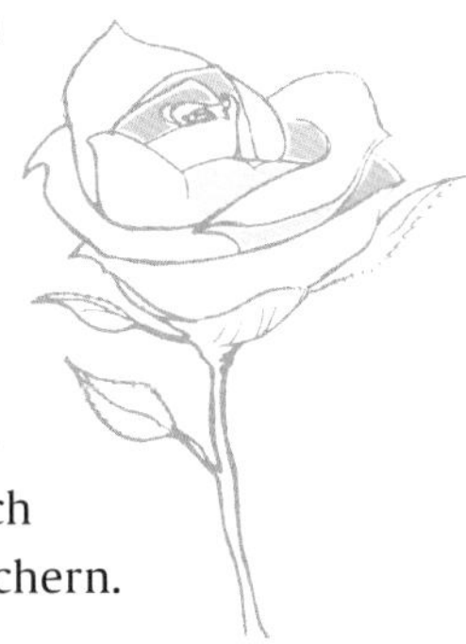

Wenn Ihnen die Welt dieser kostbaren, spirituellen Öle noch unbekannt ist, hoffe ich, dass Sie dieses Buch informieren und inspirieren wird. Sind Sie mit einigen oder allen Ölen bereits vertraut, kann dieses Buch Ihr Wissen vertiefen und Ihre Arbeit mit den Ölen bereichern.

ERSTER TEIL

Anwendung der Öle

Meine persönliche Erfahrung

»Es gibt einen Geist, der Verstand und Leben, Licht und Wahrheit und weiter Raum ist. Er umfasst alle Werke und Gelüste, alle Düfte und alle Geschmäcker. Er enthält das gesamte Universum und liebt uns alle im Stillen.«

Chandogya-Upanishad

Ätherische Öle haben mich schon immer fasziniert. Als Kind schnupperte ich gerne an den Taschentüchern meiner Oma, die mit Lavendelöl gewaschen wurden. Ich verbrachte viele Stunden im Garten, wo ich Blumen pflückte, um daraus Parfum für die Elfen zu machen.

Schon damals waren die Gerüche ein berauschendes Geheimnis für mich. Woher hatten das Veilchen und die Rosenblätter ihren zarten Duft? Und warum roch ich die samtigen Vanillenoten des Goldlacks in der warmen Sonne? Diese Düfte berührten mich und regten meine Fantasie an. Sie öffneten eine Tür in eine geheime Welt.

Als ich etwa vier Jahre alt war, verbrachte ich Stunden damit, leuchtende Kapuzinerkresse zu pflücken und zu arrangieren, während meine Mutter Kekse backte. Ich war so verzaubert von dem pfeffrigen Duft und den intensiven sonnigen Farben der Blüten, dass ich alles um mich herum vergaß. Die Blumen entführten meinen Geist in eine andere Dimension.

Schon bald stellte ich einfache Cremes und Blütenwässer her. Ich wollte alles über Düfte lernen, aber niemand schien viel darüber zu wissen. Man erklärte mir nur die Chemie der Öle und Moleküle und wie unser Geruchssinn funktioniert (der im Vergleich zum Geruchssinn von Hunden erbärmlich schien). Also entschloss ich mich, die Blumen selbst zu fragen. Ich fragte sie, wer und was sie waren, und war überrascht über ihre aufschlussreichen Antworten.

Aber wie beginnt man ein Gespräch mit einer Pflanze? Ich schloss meine Augen ganz fest, schnupperte an einer bestimmten Pflanze und spürte ihre Antwort intuitiv. Jede Pflanze schien eine andere Stimme zu haben und ein anderes Wissen mit mir zu teilen. Einmal entdeckte mich meine Mutter, als ich in ihrem geliebten Staudenbeet lag und mich mit einem Büschel Rittersporn unterhielt. Ich habe diese interessanten Gespräche bis heute nicht vergessen. Kein Wunder, dass mich meine Mutter immer als »feenhaft« beschrieb.

Begegnung in Kopenhagen

Zum ersten Mal erfuhr ich von den heiligen Ölen, als ich 15 Jahre alt war und in Kopenhagen lebte. Dort hatte ich die Freiheit, mich den verschiedensten interessanten Aktivitäten widmen zu können. Solange ich mich nicht in Gefahr begab, durfte ich tun und lassen, was ich wollte.

Ich freundete mich mit einer Nachbarin an, einer Opernsängerin namens Frieda. Ihre Wohnung war voller Bücher, Töpferwaren, Gemälde, getrockneter Kräuter und Pflanzen. Ihre anregende Gesellschaft war mein erster Schritt auf meinem spirituellen Weg.

Wir sprachen über Engel, den Dichter William Blake, metaphysische Dichtung, Magie und Alchemie – und sie borgte mir die aufregendsten Bücher, die ich je gelesen hatte. Frieda kannte viele interessante Leute, hauptsächlich Musiker, Schriftsteller und andere

Künstler, und eines Tages nahm sie mich mit, um eine Freundin zu besuchen, die in einem kargen Wohnblock am Stadtrand lebte.

Johanna war eine flippige alte Dame mit langen grauen Haaren, die schwarze Klamotten und eine hellrote Brille trug. Sie war stark und temperamentvoll. Ihre Wohnung sah zauberhaft aus – pastellfarbene Möbel in zarten Blau- und Grautönen, ein silberlackierter Boden und unzählige Regale voller Bücher und kleiner Fläschchen. Sie verströmte die Atmosphäre eines Refugiums oder einer Eremitage und ich fühlte mich dort sofort zu Hause.

Nachdem wir Kamillentee getrunken hatten, brachte uns Johanna einige Fläschchen zum Riechen. Ich war nervös. Ehrfürchtig öffnete sie jede Flasche, führte sie an ihre Nase und atmete tief ein. Sie hatte die Augen geschlossen und wirkte wie entrückt. Sie sagte kein Wort, aber ihr Gesicht war voller Entzücken. Staunend beobachtete ich sie. Ich musste an japanische Teezeremonien denken.

Schließlich reichte mir Johanna eine winzige Flasche aus leuchtendem Blauglas. Vorsichtig schnupperte ich daran, dann atmete ich tiefer und länger ein und sog. den Duft in mich auf. Wow! Was war das für ein Geruch? Meine Nase zuckte und kribbelte. War das flüssiges Feuer? Eis? Arktische Luft? Dann sah ich Farben. Ein intensives Türkis, silberne Streifen, purpurne Blitze. Ich roch nicht nur einen Duft, den ich noch nie gerochen hatte, ich sah auch Farben in meinem Kopf.

Ich atmete noch tiefer ein. Es fühlte sich an, als stapfte ich knietief durch knirschenden Schnee und hörte die Bäume im Wind ächzen. Ich ging zusammen mit einem kleinen Kind auf ein Haus mit einer roten Tür zu ...

Johannas Stimme holte mich wieder zurück. Sie fragte mich, ob ich den Duft mochte.

Damals in ihrem Wohnzimmer fehlten mir die Worte (oder das Selbstbewusstsein), um mein Erlebnis zu beschreiben, aber sie sah mir an, dass etwas mit mir geschehen war.

Wie Alice im Wunderland kam auch mir alles immer seltsamer und seltsamer vor. Ich fühlte mich ein wenig benommen und zittrig, also wurde eine andere Flasche aus dem Regal geholt und unter meine Nase gehalten. Dieser Duft holte mich sofort wieder in das Hier und Jetzt zurück. Meine Beine waren bleischwer.

Dieser Besuch war der erste von vielen weiteren Besuchen und im Laufe der folgenden drei Jahre lernte ich Johanna gut kennen. Wenn ich bei ihr ein neues Öl ausprobierte, hörte sie mir immer aufmerksam zu, ohne mich zu unterbrechen. Sie beobachtete ganz genau meine Mimik und las meinen Lichtkörper – die Gesamtheit der energetischen Ebenen eines Menschen, vom dichten physischen Körper bis zum feinstofflichsten Geistkörper. Aber damals wusste ich noch nichts von solchen Dingen. Das war erst der Anfang meiner Lehre. Liebevoll und behutsam erzählte mir Johanna mehr.

Sie war eine pensionierte Psychotherapeutin, aber die Öle waren ihr eigentliches Lebenswerk. Sie mischte sie selbst oder beschaffte sie aus fernen und exotischen Ländern auf der ganzen Welt. Johanna war die zurückgezogenste Person, der ich je begegnet war, aber sie war charmant und liebenswürdig. Sie konnte sich gut ausdrücken und war eine aufmerksame Zuhörerin, aber wenn es um die Öle ging, war sie verschwiegen und vorsichtig.

Die Myrrhophoren

Nach und nach offenbarte mir Johanna, dass sie eine Myrrhophore war, eine »Hüterin der Öle« – ein Titel, den ihr ihre spirituelle Lehrerin gegeben hatte. Sie sagte mir, dass man ihre Abstammung bis zu den Myrrhophoren (den Myrrhenträgerinnen) der vorchristlichen ägyptischen Tempeltradition zurückverfolgen konnte.

Diese Tempelpriesterinnen wurden ab dem Pubertätsalter in den heilenden Künsten ausgebildet. Ausgewählt wurden sie nach ihrer energetischen Feinfühligkeit, ihrem guten Geruchssinn und ihrer Fähigkeit, die stärksten und wirksamsten ätherischen Öle zu erkennen. Sie waren meisterliche spirituelle Heilerinnen, die ausgebildet wurden, um mit der mächtigen Energie dieser Öle zu arbeiten. Ihre eindrucksvollen Fähigkeiten heilten aber nicht den Körper, sondern die Seele.

Johanna erklärte mir, dass es sich um eine esoterische Tradition handelte, eine Geheimlehre, deren Macht verborgen gehalten wurde. »Wissen zu haben, ohne auch Weisheit zu haben, ist gefährlich«, sagte Johanna oft.

Ihr fiel auf, dass ich einen Geruchssinn wie ein Spürhund hatte und wie eine Schlange Schwingungen wahrnehmen konnte. Zwei wichtige Voraussetzungen, um eine Myrrhophore zu werden, aber noch nicht genug für Johanna, um mich auszubilden. Ich musste erst beweisen, dass ich körperlich robust genug war, um mit solchen starken Energien arbeiten zu können. Das war nichts, was man mir beibringen konnte, darum musste ich mich in mehreren Initiationen und in fordernden praktischen Aufgaben bewähren.

Und so begann ich meine Lehre. Ich wurde bis an meine Grenzen gebracht, um herauszufinden, wie viel Energie ich »speichern« und ob ich mich auch wieder entladen konnte (denn wenn man zu lange zu viel Energie in sich speichert, kann man krank werden).

Das war der Anfang einer langen und manchmal zermürbenden Phase, in der ich mich mit großer Mühe weiterentwickelte, aber manchmal eine Zeit lang total blockiert war, während ich die ganzen neuen Informationen in mich aufnahm. Wie die Schichten einer Zwiebel war das Wissen über die Öle aufeinander aufgebaut und oft hinter okkulter und alchemistisch wirkender Symbolik verborgen.

Ich arbeitete drei Jahre lang mit Johanna und den Ölen, bis ich nach England zurückkehrte. Zum Abschied schenkte sie mir eine silberne Kiste für meine Öle und ein handgefertigtes Notizbuch aus Leder, das ich als meine Öl-Fibel verwandte. In das Buch hatte sie in großer, schwungvoller Schrift das Gedicht »Song« von John Donne geschrieben.

Dann salbte sie meine Stirn mit einem Öl, dessen Rezeptur vom Geist einer Myrrhophoren-Priesterin übermittelt worden war. Ich war bereit, meine Arbeit zu beginnen. Ich weiß nicht, was sich in dem Öl befand, aber seinen Geruch nach frisch aufgelockertem Waldboden und alten Kirchen werde ich nie vergessen.

Initiation in die Linie der Myrrhophoren

Um in die Linie der Myrrhophoren aufgenommen werden zu können, muss man bei einer Myrrhophore in der materiellen Welt die Initiation durchlaufen, bevor man mit der außerkörperlichen Ausbildung in den geistigen Tempeln beginnen kann. Die Tempel besucht man in Träumen, in Trance, durch Klang, Symbole, Schwingungen und natürlich auch durch die Gerüche der Öle, denn die Öle selbst sind Lehrer des göttlichen Wissens. Die Ausbildung ist anstrengend, und all meine Lehrerinnen leben mittlerweile in der geistigen Welt. Selbst heute noch wird mein Energiefeld auf allen Ebenen ständig geprüft und gefordert, um meine Sicherheit und Integrität zu gewährleisten.

Ich habe Atmosphären und die Energien meiner Umgebung schon immer sehr intensiv wahrgenommen. Als Kind reichte es schon, einen Raum voller fremder Menschen zu betreten, und ich musste mich übergeben oder bekam einen Ausschlag. Ich spürte alles, das Gute und das Schlechte. Schon damals nahm ich die Energie der Menschen deutlich wahr, was mich erschöpfte.

Schließlich wurde auch meine Gesundheit davon beeinträchtigt. Ich hatte bereits in jungen Jahren Ekzeme, Asthma und einen gereizten Blinddarm. Oft überkam mich ein plötzliches Fieber. Während meiner beiden Schwangerschaften litt ich unter Präeklampsie – einer gefährlichen Erkrankung, die zum Teil durch schwangerschaftsbedingten Bluthochdruck verursacht wird. Darüber hinaus habe ich viele Allergien.

Mein Energiefeld ist verletzlich, aber intensiv, und meine Arbeit mit den Ölen hat diese Eigenschaften noch verstärkt. Bevor ich andere Menschen behandeln konnte, musste ich erst lernen, mich selbst zu heilen und täglich meine Chakren und meine Aura zu harmonisieren.

Warum ich dieses Buch geschrieben habe

Über die Arbeit mit den heiligen Ölen gibt es nur wenige Informationen, und kaum etwas davon in schriftlicher Form. Die Ausbildung ist nämlich eine mündlich überlieferte Tradition, die von der Lehrerin (oder dem Lehrer) an die Schüler weitergegeben wird. Wie kann ich also ein Buch schreiben, ohne diese geheime Tradition zu verraten?

Die Öle selbst haben beschlossen, dass die Zeit reif dafür ist, da sie existieren, um dem höheren Wohl der Menschheit zu dienen. Ein großer Teil ihres Wissens darf nun verbreitet werden, um das Bewusstsein der ganzen Welt anzuheben. Die Öle wissen, dass ihre sanfte, aber hochwirksame Heilkraft in diesen schwierigen Zeiten gebraucht wird.

In den letzten Jahren habe ich die Öle in meiner Arbeit als Seelenbegleiterin verwandt und auch andere Kollegen und Heiler in ihre außergewöhnliche Kraft eingeweiht. Die Öle können jede Station im Leben, nicht nur die letzte Reise, in eine transformierende Erfahrung verwandeln. Aus den geistigen Sphären werden auch neue Rezepturen übermittelt. Sie sollen unserer Erde helfen, ihre Schwingungen zu erhöhen. Fläschchen mit reinem Basisöl werden mit neuen, lebendigen Energien angereichert und die Gründe dafür werden im Stillen offenbart.

Ich lerne immer noch dazu und tauche tiefer in dieses uralte Wissen und in die Arbeit der Myrrhophoren ein. Ich lege täglich einen Schwur ab und gelobe, dieses Wissen in meinem Herzen zu bewahren. Und ich verspreche, noch mehr zu lernen, mich noch intensiver mit diesen Informationen zu befassen und dieses Wissen zu hüten, um es mit würdigen Helfern, die es zum höchsten Wohl der Menschheit einsetzen, zu teilen.

Ich hoffe, dass dieses Buch meine Leser zur Arbeit mit den Ölen inspirieren wird, sodass sie ihren Geist und ihre Herzen der außerordentlichen Weisheit dieser Öle öffnen.

Die Tradition der Myrrhophoren

»›Verehrter Lucius‹, sagte er. ›Welch Segen, dass die große Göttin dich auf diese Weise ehrt. Wir dürfen keine Zeit verlieren. Der Tag, für den du so aufrichtig gebetet hast, ist gekommen. Die Göttin mit den vielen Namen hat mich beauftragt, dich in ihre heiligen Mysterien einzuweihen.‹
Er nahm mich bei der Hand und führte mich respektvoll vor die Türen des riesigen Tempels. Er betrat das Allerheiligste und holte von dort zwei oder drei Bücher, die in mir unbekannten Schriftzeichen verfasst waren: einige in Tier-Hieroglyphen, einige in verschnörkelten Buchstaben, die sich über die Seiten wanden wie Knoten oder Weinranken. Aus diesen Büchern las er mir die Anweisungen für meine Initiation vor, welche Kleidung und Requisiten ich benötigte. Sofort suchte ich meine Freunde, die Priester, auf und bat sie, einige der erforderlichen Dinge zu kaufen und dabei keine Kosten zu scheuen: Den Rest kaufte ich mir selbst.«

Apuleius

Die Tradition der Myrrhophoren entstand aus der »himmlischen Medizin«, die in den Tempeln des alten Ägyptens praktiziert wurde. Die himmlische Medizin basierte auf dem ritualistischen Zusammenhang zwischen den Manifestationen von körperlicher Verfassung, Beschwerden und Heilmitteln und den planetaren Abkommen (Gesetz der Ähnlichkeit). Sie war eine komplexe, aber sehr wirksame Behandlungsmethode.

Die Myrrhophoren, die auch Myrrhenträgerinnen oder Hüterinnen der Öle genannt werden, waren Priesterinnen, die Sterbenden den letzten Beistand leisteten und bei Bedarf auch als Heilerinnen tätig waren. In erster Linie verbanden sie Menschen wieder mit ihrer wahrhaften Seelenessenz und heilten die Seelenwunden, die den betreffenden Personen nicht nur im gegenwärtigen Leben, sondern auch in ihren Vorleben zugefügt worden waren. Dazu verwendeten sie Öle.

Diese Frauen waren die Töchter von Priesterinnen und gehörten dadurch einer heiligen Abstammungslinie an. Ihre Ausbildung im Tempel begann, sobald sie in die Pubertät kamen. Dann brachte man ihnen die Energiearbeit in mehreren Initiationen bei, um ihnen alchemistisches und spirituelles Wissen zu vermitteln und sie in der Begleitung Sterbender zu schulen. Damit diese Künste fortgeführt, aber ihre Geheimnisse auch bewahrt wurden, wurden die Hingabe und Integrität der Myrrhophoren ständigen Prüfungen unterzogen. Die berühmteste Myrrhophore der Geschichte war Maria Magdalena. In der Bibel finden sich viele Beispiele für ihre Arbeit und für das Wirken ihrer Myrrhophoren-Schwestern, vor allem während der Kreuzigung.

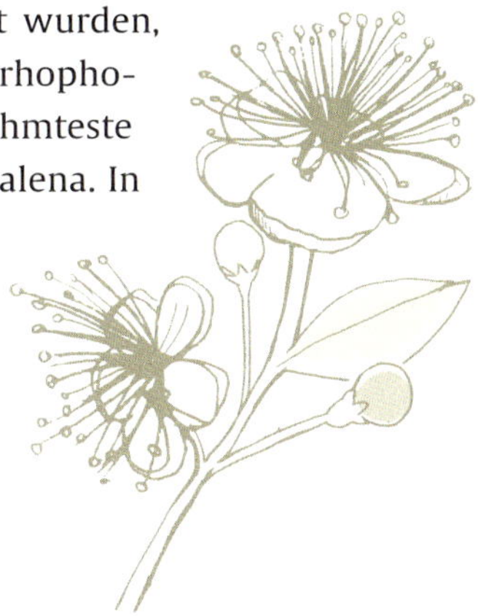

Die Myrrhophoren von heute

Auch heute noch sind die Myrrhophoren auf die eine oder andere Weise als Heilpriesterinnen tätig und besitzen Kenntnisse der energetischen Medizin. Mit ihrem inneren Auge (den Augen der Seele) sehen sie Energiefelder und erkennen das energetische System ihrer Klienten, sodass sie deren Geist und deren Seele Heilung und Ganzheit spenden können.

Eine der ersten Lektionen, die eine Myrrhophore lernt, ist der Zugang zum *Nous*, zur Weisheit des Herzens und der Seele. Es ist die Grundlage all unseres Wissens, das wir brauchen, um mit der Seele zu arbeiten. Es ist die göttliche Intelligenz, die uns innewohnt und die wir direkt von Gott empfangen. Die Griechen nannten es *metis*: eine intuitive Intelligenz, die oft mit Frauen assoziiert wird. Die heiligen Öle verbinden uns mit der Energie des Göttlichen.

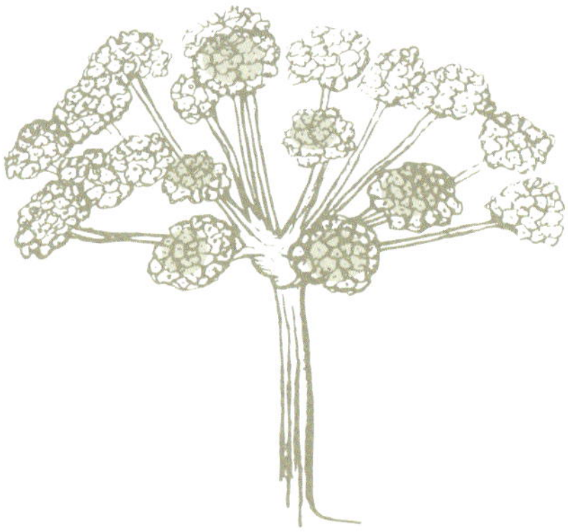

Ursprünge der heiligen Öle

»Inmitten der Elysischen Gefilde stießen sie auf eine goldene Stadt, umgeben von Mauern aus Smaragd. Die Straßen waren mit Elfenbein gepflastert und die Tore bestanden aus dem Holz des Zimtbaums. Rund um die Stadtmauern floss ein Fluss aus Parfum, hundert Ellen breit und tief genug, um darin schwimmen zu können. Aus diesem Fluss stieg ein wohlriechender Nebel auf, der den gesamten Ort einhüllte und mit erfrischendem duftendem Tau benetzte. In dieser Stadt gab es auch dreihundertfünfundsechzig Quellen mit Honig und fünfhundert Quellen mit den süßesten Essenzen.«

Eugène Rimmel

Seit über 70.000 Jahren werden aromatische Pflanzen in der Medizin und in Ritualen verwandt. Bei den Ausgrabungen von Tempeln und Gräbern vergangener Kulturen, unter anderem der alten Ägypter, Sumerer, Babylonier und Chaldäer, fanden Archäologen Spuren von Pflanzen, Samen und Harzen. Alle diese Kulturen verwandten Pflanzen als Arzneimittel. In ihren Gräbern entdeckte man Partikel von Lavendel, Indischer Narde, Myrrhe und Sandelholz.

Ein altes Vermächtnis

Die frühe Heilkunde, etwa jene der ayurvedischen, tibetischen oder chinesischen Medizin, wurde von Ärzten oder Priestern praktiziert und basierte größtenteils auf der Verwendung von Pflanzen. In den vedischen Schriften aus dem alten Indien, die um 2000 v. Chr. verfasst worden waren, finden sich viele hunderte aromatische Substanzen, unter anderem Sandelholz und Myrrhe. Diese Stoffe wurden nicht nur wegen ihrem Duft geschätzt, sondern auch für ihren therapeutischen und zeremoniellen Nutzen. In China erwähnte ungefähr zur gleichen Zeit das *Buch des Gelben Kaisers zur inneren Medizin* einige Pflanzen, die zu medizinischen und religiösen Zwecken verwendet wurden, darunter auch Ingwer.

Eine Hochkultur, die besonders häufig mit Ölen in Verbindung gebracht wird, ist jene des alten Ägyptens. Schriftrollen aus der Zeit um 2800 v. Chr. erwähnen Arzneikräuter, einige Texte aus der Zeit um 2000 v. Chr. beschreiben Öle, Parfums und Weihrauch.

Mumifizierung

Einer der bekanntesten Anwendungsbereiche von Ölen im Altertum war die Mumifizierung. Die alten Ägypter waren Meister in der Kunst der Einbalsamierung und Konservierung von Toten. Vor der Mumifizierung wurden die Leichen mit verschiedenen aromatischen Harzen eingerieben, unter anderem mit Zedernharz und Myrrhe. Diese Harze hatten eine antibakterielle und pilztötende Wirkung, sodass die Leichen nicht verwesten. In den Gräbern der Pharaonen fand man auch Krüge mit ätherischen Ölen.

Die alten Ägypter glaubten, dass eine starke Verbindung zwischen Düften und Heilung existierte. Ihr Gott Nefertem war die Schutzgottheit für beides. Unangenehme Gerüche wurden mit Unreinheit assoziiert, während Wohlgerüche als Hinweise auf die Präsenz göttlicher Wesen galten.

Die Gegenwart

Die ätherischen Öle, wie wir sie heute kennen, sind eine vergleichsweise moderne Erfindung, die etwa 600 Jahre alt ist. Das Rosenöl gilt als das erste Öl. Es entstand als Nebenprodukt bei der Herstellung von Rosenwasser, das in Parfums und zur Aromatisierung von Lebensmitteln zum Einsatz kam. Die Kupferdestillen, die dafür verwendet wurden, waren klein und ihre Technik primitiv, sodass man nur geringe Mengen Öl herstellen konnte.

Ätherische Öle sind hochkonzentrierte flüchtige Öle, die in verschiedenen Teilen von Pflanzen vorkommen, unter anderem in den Blüten, den Blättern, der Rinde und den Wurzeln. Sie können mit verschiedenen Mitteln gewonnen werden:

- Wasserdampfdestillation
- Extraktion
- Harzgewinnung
- Enfleurage, bei der die ätherischen Öle aus den Blütenblättern in geruchlose Fette gepresst und von ihnen aufgenommen werden.
- Mazeration, die älteste Methode, bei der duftende Blütenblätter längere Zeit in Öl eingeweicht werden, bevor das Öl gefiltert und in Flaschen abgefüllt wird.

Die therapeutische Anwendung von ätherischen Ölen wird oft als »Aromatherapie« bezeichnet. Dieser Begriff wurde erstmals im Jahr 1928 vom französischen Chemiker Gattefossé verwendet. Während der Arbeit im Parfümeriebetrieb seiner Eltern beschäftigte er sich mit den therapeutischen Eigenschaften der ätherischen Öle, die zur Behandlung von körperlichen und seelischen Beschwerden eingesetzt werden können.

Die Unterschiede zwischen modernen ätherischen Ölen und den heiligen Ölen

Die heutige Aromatherapie und die Arbeit mit den heiligen Ölen haben nur eins gemeinsam: Bei beiden Methoden kommen ätherische Öle zum Einsatz. Abgesehen davon unterscheiden sie sich stark. Die moderne Aromatherapie stützt sich vorwiegend auf den Geruchssinn und der Aromatherapeut wählt die Öle nach ihrer entspannenden Wirkung aus. Der Duft der Öle stimuliert die Riechnerven in der Nase, die daraufhin das limbische System des Gehirns beruhigen und ein angenehmes, befreiendes, entspannendes Gefühl erzeugen.

Klinische Aromatherapie ist ein Spezialgebiet, das in Krankenhäusern und Hospizen zum Einsatz kommt, etwa zur Behandlung von Infektionen (da viele Öle eine antibakterielle Wirkung haben), zur Wundheilung, zur Verbesserung des Lymphflusses nach einer Operation oder einfach zu Massagezwecken. Ein Aromatherapeut führt vor der Arbeit mit einem Klienten eine Anamnese durch und sorgt dafür, dass der Behandlungsraum warm genug ist und dass ein Massagetisch und saubere Handtücher zur Verfügung stehen. Oft werden bekannte Öle wie Lavendel, Bergamotte oder Rosengeranie für verschiedene Zwecke eingesetzt: als Massageöle oder in Duftlampen, als Raumsprays (mit Wasser verdünnt) und in elektrischen Zerstäubern. Manchmal werden auch ein paar Tropfen auf die Schläfen oder das Kopfkissen gegeben, um einen entspannten Schlaf zu fördern.

Die Arbeit mit den heiligen Ölen sieht jedoch ganz anders aus. Sie basiert auf alter schamanischer Magie und auf Ritualen (die uns helfen, uns mit unseren geistigen Führern oder Krafttieren zu verbinden). Der Duft der verwandten Öle spielt bei der Behandlung keine Rolle – wichtig sind ihre spirituellen und energetischen Eigenschaften. Die Myrrhophoren verwenden die heiligen Öle nicht für Massagen.

Die moderne Aromatherapie ist wie ein Malkasten mit fertig gemischten Wasserfarben, mit dem man ein schönes Bild gestalten kann. Im Vergleich dazu ist die Arbeit mit den heiligen Ölen wie eine

Ikonenmalerei, für deren Farben man gemahlene Pigmente aus Edelsteinen und Mineralien verwendet, diese mit Eigelb und Blattgold vermischt und damit ein spirituelles Gemälde erschafft, das hunderte Jahre überdauert.

Heilige Öle kommen in den folgenden Bereichen zum Einsatz:

- bei der Meditation
- zur Heilung von Seelenwunden
- um das Energiefeld auszudehnen und abzutasten
- zur Reinigung der Aura
- zur Salbung
- in Ritualen
- bei der Arbeit mit Psychopompoi (Seelenbegleitern)
- zum Öffnen des dritten Auges
- zum Abrufen von Informationen aus Vorleben
- zum Weihen eines Platzes
- zum Fördern von Visionen und prophetischen Eingebungen

Warum sind manche Öle »heilige Öle«?

Fast alle Öle haben einen gewissen therapeutischen Nutzen, aber als heilig gelten nur jene, deren energetische Schwingungen in Resonanz mit dem Geist und der Seele stehen.

Der Geist und die Seele

Die Seele ist unsere Verbindung zum Göttlichen und jener Teil von uns, der ewig lebt und nach unserem Tod unser Bewusstsein trägt. Der Geist ist unsere Persönlichkeit, unser Ich, der unser Wesen in unserem gegenwärtigen Leben beinhaltet. Wenn wir unsere Seele heilen, heilen wir Probleme, die uns vielleicht schon aus vergangenen Leben begleiten und die auch noch in der Zukunft auftauchen können. Heilen wir jedoch den Geist, behandeln wir unser gegenwärtiges Ich auf spiritueller Ebene.

Der Geruchssinn und der Sitz der Seele

Die alten Ägypter hielten den Geruchssinn und die Fähigkeit, die Wirkung von Gerüchen intuitiv zu erahnen, für unsere wichtigsten Sinneswahrnehmungen. Aber warum? Die Ägypter wussten, dass die Inhalation und die energetische Aufnahme der Öle unsere Schwingungen erhöhen können, indem sie die Zirbeldrüse stimulieren.

Diese winzige Drüse besteht aus Nervengewebe und befindet sich mitten in unserem Gehirn. Sie gilt als Sitz der Seele und körperliches Verbindungselement zum Göttlichen. Sie empfängt Energie aus der höchsten Quelle und wird dem Kronenchakra (Seite 39) zugeordnet. Energie überträgt Licht und Informationen und auch das Nous (die Weisheit des Herzens und der Seele) wird durch diese unsichtbare Energie aktiviert und ausgedehnt.

Im Laufe der Geschichte wurden bestimmte Öle immer wieder verwendet, um das Bewusstsein zu verändern und um Menschen in verschiedene spirituelle Traditionen zu initiieren. Die Salbung (das lateinische Wort dazu ist *inunctum*: »mit Öl eingerieben«) ist eine Weihe, um jemandem einen besonderen Status zu verleihen, in einem Ritual zu segnen und ihn zu einem höheren spirituellen Zweck zu berufen.

Das Krönungsöl

Ätherische Öle haben aber noch andere Anwendungsgebiete. Immer wenn in Großbritannien ein Monarch gekrönt wird, wird die betreffende Person am Höhepunkt der Zeremonie mit einer speziellen Ölmischung gesalbt, um dem neuen König oder der neuen Königin göttliche Hoheit zu verleihen. Dieser sakrale Akt findet abgeschirmt unter einem Baldachin statt, unter Ausschluss der tausenden Gäste. Das besondere Öl wird vor der Zeremonie geweiht und in eine goldene Ampulle in der Form eines Adlers gefüllt. Bei der Salbung wird das Öl aus dem Schnabel der Adlerflasche auf den Salbungslöffel geträufelt. Dann werden die Hände, die Brust und der Kopf des Monarchen damit gesalbt.

Die genaue Rezeptur dieses Öls ist ein Geheimnis, basiert aber auf einer Mischung aus dem 17. Jahrhundert. Sie enthält Sesam- und Olivenöl sowie einige andere Öle: Rose, Jasmin, Orange, Zimt, Moschus, Zibet und Ambra. Die drei Letzteren sind mittlerweile nur noch sehr schwer erhältlich, aber schon eine Mischung aus den anderen Ölen erzeugt eine kraftvolle, energiegeladene Substanz, deren Duft nicht von dieser Welt ist. Rosen-, Orangen- und Jasminöl haben eine Verbindung zu den Sphären der Engel und schwingen auf einer äußerst hohen Frequenz.

Andere ätherische Öle

Die meisten ätherischen Öle werden für gewöhnlich für weltliche Zwecke eingesetzt – etwa das Eukalyptusöl, das bei Erkältungen die Nase befreit. Manche ätherischen Öle, etwa Fragonia, Lavendel und Rose, werden häufig in der modernen Aromatherapie eingesetzt, haben aber auch spirituelle Eigenschaften. Patchouli kann zum Beispiel einfach nur als Parfum oder aber auch in der klinischen Aromatherapie als antibakterielles Mittel gegen Infektionen verwendet werden. Als heiliges Öl hilft es dabei, Erinnerungen aus vergangenen Leben zu wecken. Zum heiligen Öl wird es jedoch erst, wenn man einen geweihten Raum dafür schafft und die Absicht fasst, das Öl zu einem spirituellen Zweck einzusetzen.

Ich glaube, dass die heiligen Öle Energien aus anderen Dimensionen sind – zum Beispiel aus anderen Sternensystemen und Galaxien. Sie sind zu uns gekommen, um der Menschheit zu dienen und um die Entwicklung unseres Bewusstseins zu unterstützen. Im zweiten Teil dieses Buchs erfahren Sie mehr über die karmischen Ursprünge der Öle, damit Sie ihre Herkunft und Kraft besser nachvollziehen können.

Die Öle in diesem Buch

Die 20 Öle, die ich in diesem Buch behandle, sind nur eine kleine Auswahl aller heiligen Öle. Sie selbst boten sich zur Auswahl an, weil sie stark und facettenreich sind. Ich hatte das Gefühl, sie wollten, dass man über sie schreibt. Ich wollte noch einige andere Öle in das Buch aufnehmen, aber ich konnte mich nicht wirklich auf sie konzentrieren und mich auch in meinen Meditationen nur schwer mit ihnen verbinden. Diese Hinweise sagten mir, dass diese Öle noch verborgen bleiben möchten und noch nicht bereit sind, ihre Gaben mit der Welt zu teilen.

Die folgenden Öle werden in diesem Buch beschrieben:

- **Atlaszeder:** Stärke des Geistes
- **Elemi:** Loslassen, Hingabe
- **Engelwurz:** die Lehrmeisterin
- **Fragonia:** Übergänge und Wandlungen
- **Galbanum:** Portale öffnen

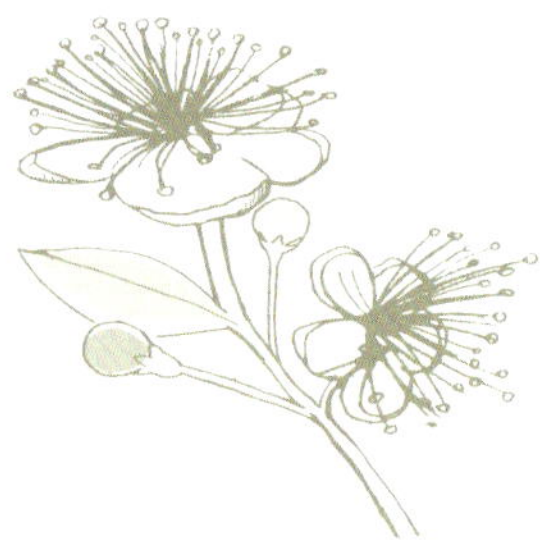

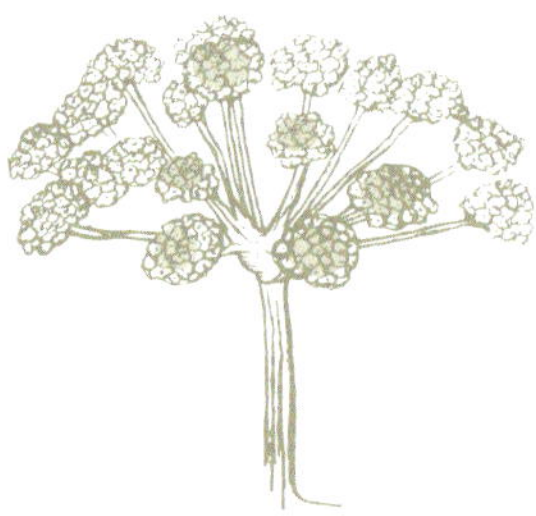

- **Indisches Basilikum:** göttliche Lebenskraft
- **Indische Narde:** das Öl des Consolamentum
- **Myrrhe:** Weisheit und Vergebung
- **Myrte:** Anrufung der Muse
- **Opoponax:** Gestaltwandlung
- **Palo Santo:** Schutz

- **Patchouli:** Erdung
- **Ravensara:** Heilung von Seelenwunden
- **Ringelblume:** Visionen und Prophezeiungen
- **Rose:** Liebe und Selbstliebe
- **Sandelholz:** Meditation und Zuhören
- **Schafgarbe:** Angst und Seelenwunden
- **Veilchen:** extreme Trauer
- **Weihrauch:** im Einklang mit dem Göttlichen
- **Weißtanne:** Zugang zur eigenen Kraft

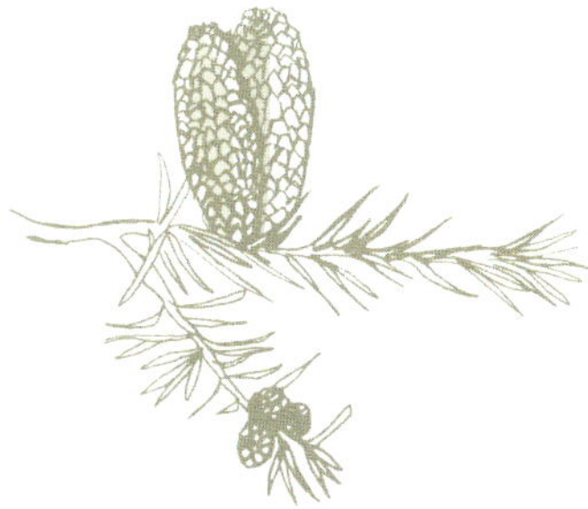

Diese Öle gelten aus vielen Gründen als heilig:

- Sie sind mächtige, göttliche Wesen.
- Sie sind Verkörperungen von Energie und Licht.
- Sie sind spirituelle Werkzeuge des Bewusstseins.
- Ihre Energien sind auf den Geist und die Seele der Menschen abgestimmt.
- Sie helfen uns, durch unser Bewusstsein zu heilen und andere Dimensionen zu bereisen.
- Sie können Visionen erzeugen und uns in vergangene Leben führen.
- Sie sind Orakel, die uns die Zukunft zeigen können.
- Sie sind Hilfsmittel des kollektiven Bewusstseins.
- Sie heilen den Lichtkörper und die Seele.

Erste Schritte mit den Ölen

»Ich folge den Spuren der weisen Ältesten, die diese heilige Kunst schon vor mir praktiziert haben, und bitte um ein Zeichen, wo meine Arbeit getan werden darf. Ich biete jenen, die mich um Hilfe bei ihrer Arbeit mit den heiligen Ölen bitten, bedingungslose Unterstützung, Liebe, Verbundenheit, Tiefe und Freundschaft.«

Anrufung an die Öle, Überlieferung

Vielleicht würden Sie am liebsten sofort mit den heiligen Ölen arbeiten, aber zuvor müssen Sie einige Vorbereitungen treffen, damit Sie auch wissen, was Sie tun, und eine starke Verbindung zu den Ölen aufbauen können. Sie brauchen:

- Ein Notizbuch, in das Sie Ihre Erfahrungen mit den Ölen eintragen. Verwenden Sie es nur zu diesem Zweck. Notieren Sie sich auch immer das Datum und die Uhrzeit, damit Sie später bei Bedarf darauf Bezug nehmen können.
- einen Stift
- eine saubere Flasche
- ein Klebeetikett
- ein Basisöl zum Verdünnen
- ein heiliges Öl Ihrer Wahl

Notizbuch führen

Ein Notizbuch ist ein praktisches Hilfsmittel, um Eindrücke, Ideen und Anregungen zu sammeln, die Ihnen bei Ihrer Arbeit oder der Meditation mit den Ölen in den Sinn kommen. Im Prinzip eignet sich dafür jedes beliebige Notizbuch, aber es macht Freude, ein schönes Büchlein zu wählen, das man ausschließlich für diese spirituelle Arbeit verwendet. Alles, was Sie darin schreiben (oder zeichnen) ist nur für Ihre Augen bestimmt. Wichtige Botschaften der Öle (die Ihnen vielleicht in Form von intuitiven Eingebungen und Symbolen erscheinen) offenbaren sich uns oft erst später, wenn wir auf die vergangenen Einträge unserer Arbeit mit den Ölen zurückblicken.

Flaschen und Basisöle

Sie benötigen einige saubere Glasfläschchen für Ihre Ölmischungen, die aus einem Basisöl und ätherischen Ölen bestehen. Am besten eignen sich Flaschen aus braunem oder blauem Glas mit einer Füllmenge von 5 ml oder 10 ml. Man kann sie von vielen verschiedenen Händlern beziehen (siehe Serviceteil, Seite 208). Verwenden Sie immer eine saubere Flasche, wenn Sie ein Öl zusammenstellen, damit die neue Mischung keine Spuren des vorherigen Inhalts enthält.

Heilige Öle müssen mit einem Basisöl gemischt werden. Es gibt viele verschiedene Basis- oder Trägeröle zu kaufen, aber ich verwende immer Bio-Rapsöl. Es ist so dickflüssig, dass die Tropfen der heiligen Öle darin wie in einem Samtkissen versinken.

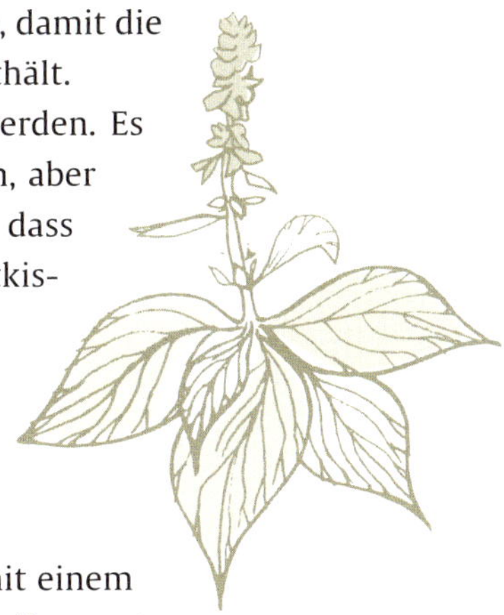

Um Schutz bitten

Bevor Sie mit Ihrer Arbeit beginnen, müssen Sie sich mit einem Schutzöl verbinden, das Sie führt und behütet, wenn Ihr Bewusstsein die materielle Ebene verlässt. Ich empfehle Ihnen, dass Sie dazu das Öl der Myrte (Seite 118) verwenden, da ihre Energie stark und mitfühlend ist. Sie filtert die Energien, die von Ihnen angezogen werden und beschützt Ihren Raum. Setzen Sie sich in Ruhe mit dem Myrten-Öl hin, riechen Sie daran und bitten Sie die Myrte in einer Meditation (Seite 122), ihre Hüterin zu sein.

Wir haben auch noch unsere eigenen Beschützer (geistige Helfer), die uns bewachen und die vielen Energien und Wesen, welche den Äther bevölkern und in unseren spirituellen Raum eindringen möchten, von uns fernhalten. Wir brauchen das Schutzöl, denn es kennt die Energien, die von den meist feinen, hohen Schwingungen der Öle angezogen werden. Es hilft uns auch dabei, die sehr starken Energien in Frequenzen umzuwandeln, mit denen wir arbeiten können, ohne zu sehr aufgeladen zu werden – was durchaus passieren kann, wenn wir es mit einer Schwingung zu tun haben, die zu hoch für uns ist.

Das Öl anmischen

1. Gießen Sie 10 ml Ihres Basisöls in ein sauberes Fläschchen.
2. Geben Sie einige Tropfen des ätherischen Öls Ihrer Wahl dazu. (Ich empfehle fünf Tropfen.)
3. Verschließen Sie das Fläschchen und schütteln Sie es, um die Öle miteinander zu vermischen.
4. Schreiben Sie den Namen des heiligen Öls auf ein Etikett und kleben Sie es auf die Flasche.

Ein Öl zum ersten Mal begrüßen

Wenn Sie mit einem Öl zum ersten Mal arbeiten, müssen Sie sich mit seinem individuellen Energiefeld vertraut machen, indem Sie mit dem Öl meditieren und ihm einige Fragen stellen. Mischen Sie das Öl an (Seite 30), bevor Sie beginnen, und halten Sie Ihr Notizbuch und einen Stift bereit.

1. Setzen Sie sich an einem ruhigen Ort zu Hause oder im Freien hin. Wichtig ist, dass Sie ungestört sind.
2. Schließen Sie Ihre Augen und atmen Sie bewusst ganz langsam und tief ein und aus, bis Sie sich in sich selbst verankert fühlen.
3. Erden Sie sich, indem Sie sich vorstellen, dass aus Ihrem Körper lange, starke Wurzeln tief in den Boden wachsen. Sie helfen Ihnen, »auf dem Boden« zu bleiben und sich nicht in den geistigen Sphären zu verlieren.
4. Stellen Sie sich vor, dass Sie von einer Kugel aus schützendem weißem Licht umhüllt werden. Es umgibt Ihren ganzen Körper, bedeckt Ihren Kopf und Ihren Rücken und verbreitet sich auch unter Ihren Füßen.
5. Formulieren Sie eine klare Absicht – was Sie in dieser Sitzung erzielen möchten (etwa die Energie des Öls kennenlernen).
6. Nehmen Sie Ihr Ölfläschchen in die Hand, öffnen Sie es und riechen Sie daran.
7. Bitten Sie das Öl um seine Erlaubnis, mit ihm arbeiten zu dürfen, und empfangen Sie sein Wissen.
8. Lassen Sie das Öl zu Ihnen sprechen. Nehmen Sie Ihre Gefühle bewusst wahr und achten Sie darauf, ob Ihnen bestimmte Formen oder Symbole in den Sinn kommen. Sprechen Sie mit dem Öl.

9. Nun sind Sie bereit, dem Öl die folgenden Fragen zu stellen:
   - Welches Wissen hast du für mich?
   - Was muss ich loslassen?
   - Welches Geschenk hast du für mich?
10. Machen Sie sich zu allen Eindrücken Notizen, auch zu allem, was Sie fühlen und sehen.
11. Achten Sie auf Reaktionen Ihres Körpers, etwa ein Wärmegefühl oder Kribbeln.
12. Wenn Sie so viele Informationen wie möglich gesammelt haben (oder wenn Sie bereit sind, die Meditation zu beenden), bedanken Sie sich bei dem Öl und konzentrieren Sie sich wieder auf Ihren Atem. Kehren Sie dann langsam wieder in das Hier und Jetzt zurück.
13. Erden Sie sich noch einmal und schreiben Sie all Ihre Erfahrungen und Eingebungen während der Meditation in Ihr Notizbuch.

Hören Sie dem Öl mit Ihrem Herzen zu (nicht nur mit dem Verstand), um seine Weisheit zu verstehen. Schreiben Sie die Informationen so bald wie möglich nieder. Wenn Ihnen ein Symbol in den Sinn gekommen ist, schreiben oder zeichnen Sie es ebenfalls auf. Wenn Sie keine bestimmte Absicht formulieren, wird Ihre Arbeit weniger wirkungsvoll und weniger zielgerichtet sein. Manchmal sagen uns die Öle, die sich mit uns über das Nous verbinden, dass Sie gerne mit uns arbeiten möchten, um uns tiefer in Ihre Geheimnisse einzuweihen.

Eine Verbindung herstellen

Nehmen Sie sich Zeit und sorgen Sie dafür, dass Sie ungestört sind. Wählen Sie ein Öl, das Sie besser kennenlernen möchten. Mischen Sie das Öl an (Seite 30), bevor Sie beginnen, und halten Sie Ihr Notizbuch und einen Stift bereit.

1. Setzen Sie sich bequem hin und atmen Sie tief ein und aus, um sich in eine entspannte, besinnliche Stimmung zu bringen.
2. Öffnen Sie die Flasche und riechen Sie am Öl.
3. Achten Sie darauf, was Sie nun empfinden und wahrnehmen. Schreiben Sie alles in Ihr Notizbuch.
4. Wenn Sie sich mit dem Geist des Öls verbunden haben, bitten Sie ihn um Erlaubnis, mit ihm zu arbeiten. Bei der spirituellen Arbeit gehört es zur Etikette, die Quelle der Weisheit, mit der man sich verbindet, vorher um Erlaubnis zu fragen.
5. Wenn es in diesem Buch ein passendes Mandala dazu gibt, verwenden Sie es, um sich mit seiner Hilfe auf eine Reise in Ihr Inneres zu begeben.
6. Formulieren Sie Ihre Absicht.

Vorbereitung auf eine geführte Meditation

Im zweiten Teil dieses Buchs finden Sie zu jedem der darin erwähnten 20 Öle eine geführte Meditation. Jede Meditation hilft Ihnen dabei, sich mit den Energien des jeweiligen Öls zu verbinden, sodass Sie sich auf seine Frequenz einstimmen können und empfänglich für seine Weisheit werden. Das Meditieren fällt leichter, wenn Sie den Text vorher laut vorlesen und dabei aufnehmen, sodass Sie sich die Anleitung später ganz entspannt anhören können, ohne immer wieder ins Buch schauen zu müssen.

Gehen Sie bei der Meditation auf die gleiche Weise vor wie beim Verbinden mit einem Öl. Sie können die geführte Meditation bei Bedarf auch mehr als einmal machen, damit Sie den Charakter und die Eigenschaften eines bestimmten Öls wirklich gut kennenlernen.

Zu jedem Öl in diesem Buch gehört auch ein Mandala (auf der Einführungsseite des jeweiligen Öls platziert), das speziell für die dazugehörige geführte Meditation erstellt wurde.

Ein Lehrer-Öl um Hilfe bitten

»Ich bin Isis, Herrin des ganzen Landes. Ich bin die, die im Hundsstern aufgeht. Ich bin die, die den Himmel von der Erde getrennt hat. Ich habe die Menschheit in den Mysterien unterrichtet. Ich habe ihnen die Wege zu den Sternen gezeigt. Ich habe den Lauf der Sonne und des Mondes befohlen. Ich bin die Königin der Flüsse und der Winde und des Meeres. Ich habe Männer und Frauen miteinander vereint. Ich habe der Menschheit ihre Gesetze gegeben und bestimmt, was niemand verändern kann. Ich habe das Recht mächtiger als Silber und Gold gemacht. Ich habe dafür gesorgt, dass die Wahrheit als schön gilt. Ich bin die, die man die Göttin der Frauen nennt. Ich, Isis, bin alles, was ist, was war und was sein wird. Kein Sterblicher hat meinen Schleier je gelüftet. Die Frucht, die ich hervorgebracht habe, ist die Sonne.«

Inschrift vom Tempel der Isis in Sais

Manche Öle dienen dem Göttlichen, indem sie die Rolle eines »Lehrers« übernehmen, und sie laden Sie bereitwillig ein, mit ihnen zu arbeiten und von ihnen zu lernen. Ihr Wissen übermitteln sie Ihnen in Meditationen.

Zugang zu den göttlichen Tempeln

Wenn Sie längere Zeit mit einem Lehrer-Öl arbeiten, werden Sie früher oder später zur weiteren Initiation in die göttlichen Tempel eingeladen.

Rudolf Steiner schrieb in seinem Buch *Ägyptische Mythen und Mysterien*, dass jeder griechische Tempel, der zu Ehren einer Gottheit errichtet wurde, etwa der Tempel des Poseidon oder der Aphrodite, eigentlich die Verkörperung dieser Gottheit war. Wenn sich jemand also auf die Schwingung des Tempels einstimmte, konnte er eine Verbindung zu dieser Gottheit herstellen.

Als ich meine Ausbildung in den göttlichen Tempeln begann, besuchte ich in meinen Träumen verschiedene Heiltempel. Man sagte mir, dass ich mich nicht immer an meine Lehren im Tempel erinnern werde können, aber dass Signale des Lichts in meinem Inneren aktiviert würden, sodass ich die gespeicherten Informationen bei Bedarf abrufen könnte. Die Öle sind die physische Manifestation der kosmischen Intelligenzen, und ihre Tempel schwingen auf der gleichen Frequenz.

Meine Beschützerin lehrte mich, immer wachsam und aufmerksam zu sein und die Öle ruhig, demütig und stets mit größter Höflichkeit anzusprechen.

Ein Lehrer-Öl anrufen

1. Richten Sie in dem Raum, in dem Sie meditieren, einen heiligen Platz ein. Dekorieren Sie Ihn mit frischen Blumen oder legen Sie eine schöne Musik auf, um in Ihrem Zuhause einen Tempel für Ihre spirituelle Arbeit einzurichten.
2. Bitten Sie zu Beginn Ihrer Meditation darum, mit dem höchsten Wesen des gewünschten Öls verbunden zu werden.
3. Halten Sie das Fläschchen mit dem Öl entweder in Ihrer Hand und riechen Sie daran oder geben Sie ein paar Tropfen in Ihre Handfläche und nehmen Sie den Duft daraus auf.
4. Sobald Sie spüren, dass die Verbindung zum Öl hergestellt wurde, können Sie dem Öl Fragen stellen:
   - Fragen Sie das Öl nach seinem Symbol. (Schreiben oder zeichnen Sie es nach der Meditation sofort in Ihr Notizbuch.)
   - Fragen Sie das Öl nach seinem heiligen Klang.
   - Fragen Sie, wie Sie dem Öl dienen können.
   - Fragen Sie, was Sie loslassen und verstehen müssen.
5. Hören Sie immer mit dem Herzen zu. Versuchen Sie, die erhaltenen Informationen nicht übermäßig analysieren oder erklären zu wollen.
6. Geloben Sie, mit dem Lehrer-Öl 28 Tage (einen Mondzyklus) lang zu meditieren und sich mit ihm zu verbinden. Nehmen Sie diese Verpflichtung ernst.
7. Schreiben Sie jeden Tag in Ihr Notizbuch, was Sie dabei erlebt und gefühlt haben. Wahrscheinlich werden Sie den Sinn dieser Einträge erst nach Ablauf der 28 Tage erkennen.

Die wichtigsten Techniken und Praktiken

»Nicht alle Flut im wüsten Meere kann den Balsam vom gesalbten König waschen.«

William Shakespeare

Jedes Öl verfügt über die Macht (und die Entscheidungskraft), Sie in die tieferen Mysterien einzuweihen. Wenn Sie noch nicht bereit sind oder nicht die richtige Einstellung haben, wird es nur auf einer grundlegenden Ebene mit Ihnen arbeiten, bis Sie Ihre ernsthafte Hingabe beweisen. Wenn wir diese Momente der Erleuchtung erleben, werden sich unser Leben und unsere Realität verändern. Das ist die Initiation.

Einführung in die Chakren

Ein Mensch hat sieben wesentliche Chakren, die sich auf einer Linie vom Scheitel bis zum unteren Ende der Wirbelsäule befinden. Jedes Chakra ist ein Energiezentrum, das sich auf die umliegenden Körperbereiche auswirkt. Zwar sehen wir die Chakren nicht, aber viele Menschen können sie mit ihren Händen ertasten. Wenn sie normal funktionieren, fühlen sie sich an wie Wirbel aus Energie.

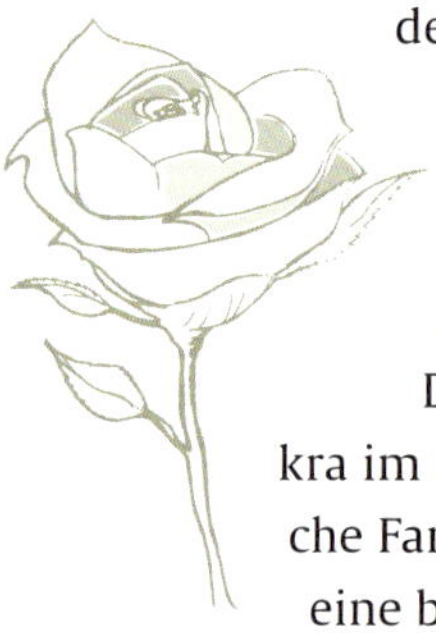

Der folgende kurze Überblick sagt Ihnen, wo sich jedes Chakra im Körper befindet, welche Körperbereiche es beeinflusst, welche Farbe mit ihm assoziiert wird und zu welchen heiligen Ölen es eine besondere Verbindung hat.

WURZELCHAKRA

Lage im Körper: im Bereich des Perineums (zwischen dem After und den äußeren Geschlechtsorganen)

Energetischer Einfluss auf: Füße, Knöchel, Beine, Knie, Oberschenkel, Dickdarm

Öle: Atlaszeder, Myrrhe, Opoponax, Palo Santo, Patchouli, Schafgarbe

Farbe: Rot

SAKRALCHAKRA

Lage im Körper: im Bereich der Geschlechtsorgane, bis unterhalb des Nabels

Energetischer Einfluss auf: alle Körperflüssigkeiten; Eierstöcke, Hoden, Gebärmutter

Öle: Rose, Sandelholz

Farbe: Orange

SOLARPLEXUSCHAKRA

Lage im Körper: zwischen dem Nabel und der Mitte des Solarplexus
Energetischer Einfluss auf: Bauchspeicheldrüse, Nebennieren
Öle: Fragonia, Rose
Farbe: Gelb

HERZCHAKRA

Lage im Körper: im Bereich des Herzens
Energetischer Einfluss auf: Herz, Thymusdrüse, Immunsystem
Öle: Engelwurz, Myrrhe, Rose, Indische Narde
Farbe: Smaragdgrün und Rosa

HALSCHAKRA

Lage im Körper: im unteren Halsbereich
Energetischer Einfluss auf: Schilddrüse, Lungen, Stimmbänder, Kiefer, Atmung
Öle: Myrrhe
Farbe: Hellblau

STIRNCHAKRA (»DRITTES AUGE«)

Lage im Körper: zwischen den Augen und knapp unter den Augen
Energetischer Einfluss auf: Hirnanhangdrüse, linkes Auge, Schädelbasis
Öle: Weihrauch, Ringelblume, Myrte, Weißtanne
Farbe: Indigoblau

KRONENCHAKRA

Lage im Körper: auf dem Scheitel des Kopfes
Energetischer Einfluss auf: rechtes Auge, Großhirnrinde, Zirbeldrüse, oberer Schädel, Haut
Öle: Elemi, Weihrauch, Galbanum, Indisches Basilikum, Ravensara, Sandelholz, Veilchen
Farbe: Violett, Weiß und Gold

Einen heiligen Raum einrichten

Um die richtige Atmosphäre für die Arbeit mit den heiligen Ölen zu erzeugen, benötigen Sie einen heiligen Raum. Dieser Platz definiert die physischen und energetischen Grenzen für Ihre Arbeit und hilft Ihnen, Ihre Aufmerksamkeit auf Ihr Inneres zu richten und Ihre spirituelle Verbindung zu erneuern, damit Sie geistige Führung empfangen können.

Einen heiligen Raum können Sie an jedem beliebigen Ort in Ihrem Zuhause einrichten – etwa in einem Gästezimmer, in einer Ecke des Wohnzimmers oder einfach, indem Sie ein Fensterbrett oder eine Mauernische zu einem Altar umfunktionieren. Ihr heiliger Raum kann auch im Freien sein. Dekorieren Sie diesen Platz mit Dingen, die Ihre Sinne erfreuen, zum Beispiel mit Kissen, Kerzen, Bildern von spirituellen Lehrern, Muscheln, Kristallen und einigen flachen Behältern für Ihre Öle. Auch ein bequemer Sessel, der Ihren Rücken stützt, während Sie meditieren, ist zu empfehlen.

Versuchen Sie, jeden Tag ein wenig Zeit in Ihrem heiligen Raum zu verbringen. Fassen Sie die Absicht, dass er Ihr Heiligtum ist – ein Ort, an dem Sie lernen und sich mit dem Göttlichen verbinden. Zünden Sie eine Kerze an, singen Sie »Om« oder ein Mantra, und sagen Sie zu Beginn und zum Abschluss Ihrer Arbeit einen einfachen Satz oder ein kurzes Gebet, um den Raum zu öffnen und zu schließen.

Wenn Sie außerhalb Ihres Zuhauses mit den Ölen arbeiten, können Sie kraft Ihrer Absicht auch einen temporären heiligen Raum schaffen. Verkünden Sie, dass sich ein heiliger Raum öffnet, sobald Sie mit Ihrer Arbeit anfangen, und sich am Ende wieder schließen wird. Sagen Sie dazu zum Beispiel: »Ich bitte um den göttlichen Segen, einen heiligen Raum für diese Arbeit öffnen zu dürfen, der für das höchste Wohl geschaffen und nach getaner Arbeit in Liebe wieder geschlossen wird.«

Um ein Symbol oder eine Sigille bitten

Manches Wissen ist zu komplex, um es in Worte zu fassen. Stattdessen kann man es durch Symbole oder Sigillen auf eine verständlichere Weise vermitteln. Die Bezeichnung »Sigille« kommt vom lateinischen Begriff sigillum, Siegel – wie die Wachssiegel, die früher auf Briefen und Urkunden verwandt wurden. Sigillen finden sich auch auf spirituellen Gegenständen und Talismanen.

Wenn wir mit einem Öl kommunizieren wollen, müssen wir es um ein Symbol bitten, durch das wir Zugang zu diesem Öl erhalten – wie eine Art Passwort. Das Öl wird Ihnen eine Sigille übermitteln, die eine individuelle Verbindung mit Ihrem Energiefeld eingeht. Darum erhalten verschiedene Menschen unterschiedliche Sigillen für ein und dasselbe Öl. Das Symbol, das Ihnen das Öl mitteilt, ist also einzigartig und gilt nur für Sie persönlich.

Schwingungen

Jedes Öl hat eine eigene Schwingung. Das Kybalion, ein Buch über die hermetischen Gesetze, das erstmals im Jahr 1908 veröffentlicht wurde und die Lehren des Hermes Trismegistos enthalten soll, besagt, dass es keinen Stillstand gibt – alles bewegt sich und alles schwingt auf einer bestimmten Frequenz. Durch diese Schwingungen lernen wir, mit der Kraft des Geistes Energie in Materie und Materie in Energie zu verwandeln. Um sich diese Fähigkeit zu erschließen, muss eine Myrrhophore lernen, ihre Aura in ein perfektes Gleichgewicht zu bringen. In den alten Tempeln wurde diese Technik allen Initiierten beigebracht, aber manchmal dauerte es ein Leben lang, diese Kunst zu erlernen.

In der heutigen Zeit verunreinigen wir unsere Körper mit Fast Food und Alkohol, wir bewegen uns zu wenig, wir setzen uns Elektrosmog und schädlichen Chemikalien aus und wir haben das richtige

Atmen verlernt. Die Schwingungen der Öle helfen uns, diese negativen Faktoren zu überwinden, damit wir unsere Aura wieder harmonisieren können.

Klangsignale

Jedes Öl hat ein charakteristisches Klangsignal, das es Ihnen während der Meditation übermittelt. Intonieren Sie diesen Klang, um sich auf die Schwingung des Öls einzustimmen. Die Töne können seltsam und nicht immer musikalisch klingen. Oft sind es einfach lang gezogene Silben.

Beginnen Sie mit dem Intonieren am besten, indem Sie lange Vokale singen (»aaah«, »eeeh«, »iiih«, »oooh«, »uuuh«). Wählen Sie die Lautstärke und Tonlage, die sich stimmig anfühlen. Es geht darum, reinen Klang zu produzieren und keine Musik, bei der man bestimmte Töne treffen muss. Am besten machen Sie das, wenn keine Zuhörer in der Nähe sind, damit Sie unbefangen mit den Klängen experimentieren können. Die Töne öffnen Ihre Chakren, was wiederum Ihr Energiefeld ausdehnt, sodass sich Ihre eigene Frequenz auf jene des Öls einschwingen kann. Beim Intonieren kann es vorkommen, dass sich Ihre Stimme verändert, höher oder tiefer wird, oder in Geräusche übergeht, die an Grunzen oder Gähnen erinnern.

Genießen Sie das Intonieren, denn es ist ein wesentlicher Aspekt, um sich mit der Energie eines Öls zu verbinden.

Das dritte Auge öffnen

Die Öle beeinflussen unsere persönliche Frequenz, darum ist es ganz normal, dass Sie bei der Arbeit mit Ihnen ungewöhnliche Erfahrungen machen. Die Öle helfen nämlich dabei, das dritte Auge (das Stirnchakra) zu öffnen.

Wenn man sich im Gebet oder in der Meditation mit Engeln verbindet, hat man oft plötzlich den Duft von Rosen in der Nase. Von allen Blumen haben Rosen die höchste Schwingung, darum können sich Engel, die ebenfalls auf einer sehr hohen Frequenz schwingen, mit diesen Blumen am leichtesten verbinden. Man hat herausgefunden, dass das ätherische Öl der Rose eine Frequenz von 320 Megahertz hat (also 320 Millionen Schwingungen pro Sekunde), während ein gesundes Menschengehirn im Bereich zwischen 72 und 90 Megahertz schwingt und ein gesunder Körper zwischen 62 und 72 Megahertz.

Um ein gewünschtes Öl zu kontaktieren, rufen viele Menschen ihre Ahnen oder geistigen Helfer mit einem spirituellen Gesang an. Man kann alle diese Geistwesen um ihre Hilfe, Liebe und Führung für die beginnende heilige Arbeit bitten. Bitten Sie darum, dass alles, was geschehen wird, dem höchsten Wohl allen Lebens an allen Orten zugute kommen wird.

Die meisten Menschen können Energien durch ihre Hände wahrnehmen, aber wir besitzen in uns auch die Fähigkeit, das Energiefeld und die Grundenergie der Seele einer Person zu »sehen«. Die meisten Heiler können sich diese Fähigkeit erschließen, aber man braucht dafür eine sehr fein abgestimmte Wahrnehmung, um mehr als das normale Feld zu sehen. Indem Sie Ihr eigenes Energiefeld (Ihre Aura) rein halten, können Sie diesen inneren Radar sensibilisieren und seine Reichweite ausdehnen. Dafür gibt es mehrere verschiedene Methoden: Sie können täglich Ihre Chakren ausbalancieren; Sie können Ihren Körper in Ihrer Vorstellung mit Licht füllen; oder Sie können sich vorstellen, dass Sie unter einem Schauer aus goldenem Licht stehen.

Anderen Menschen helfen

Die heiligen Öle können auf verschiedene Arten verwendet werden, um anderen Menschen zu helfen:

Die Handchakren öffnen

Die Nebenchakren in unseren Händen ermöglichen es uns, die Energiefelder anderer Menschen abzutasten. Wenn Sie das noch nie gemacht haben oder wenn Sie sicherstellen wollen, dass Ihre Handchakren vor der Energiearbeit auch wirklich offen sind, gibt es eine einfache Methode, die ich auch in meinen Kursen lehre. Üben Sie sie am besten allein, bevor Sie andere Auren abtasten, damit Sie sich an das Gefühl der Aktivierung der Handchakren gewöhnen. Und je häufiger Sie diese Übung praktizieren, desto schneller werden sich Ihre Handchakren öffnen, bis sie sich irgendwann bei Bedarf selbst aktivieren, ohne dass Sie die Übung machen müssen.

1. Stellen Sie sich mit beiden Füßen fest auf den Boden. Erden Sie sich, indem Sie visualisieren, wie große, dicke Wurzeln aus Ihrem Körper wachsen und sich tief in der Erde verankern.

2. Stellen Sie sich nun vor, dass Sie von einer Kugel aus weißem Licht völlig eingehüllt werden. Das Licht bildet einen schützenden Kokon aus Energie um Sie herum.

3. Formulieren Sie die Absicht, dass Sie die Chakren in Ihren Händen öffnen möchten.

4. Beugen Sie ganz leicht Ihre Finger und führen Sie Ihre Handflächen aneinander, sodass sie sich fast berühren. Spüren Sie, ob Sie in Ihren Händen oder in dem Raum zwischen den Handflächen etwas wahrnehmen.

5. Bewegen Sie Ihre Hände langsam auseinander, bis sie etwa 15 Zentimeter voneinander entfernt sind.

6. Bewegen Sie sie nun wieder aufeinander zu, bis nur noch ein kleiner Abstand bleibt.

7 Führen Sie die Hände nun erneut auseinander und wieder zusammen, aber lassen Sie diesmal einen größeren Abstand zwischen ihnen und achten Sie darauf, dass Ihre Handflächen zueinander zeigen.

8 Wiederholen Sie diese Übung, bis Sie spüren, wie sich zwischen Ihren Händen Energie aufbaut. Diese Energie fühlt sich federnd und elastisch an, wie ein weicher Gummiball. Vielleicht spüren Sie auch ein Kribbeln in Ihren Händen oder ein Gefühl, als ob sich ein Kreis aus Energie in jeder Hand geöffnet hätte. Das sind Anzeichen dafür, dass Ihre Handchakren nun offen sind.

9 Wenn Sie fertig sind, stellen Sie sich vor, wie sich Ihre Handchakren wieder schließen. Waschen Sie anschließend Ihre Hände, um sie von Energieresten zu befreien und um die Übung zu beenden.

Das Energiefeld eines Menschen abtasten und heilen

1 Nehmen Sie sich Zeit, sodass Sie und die Person, mit der Sie arbeiten, entspannt sind und Sie nicht gestört werden. Schalten Sie Ihre Handys aus. Bitten Sie die andere Person (die ich hier als »Freundin« bezeichnen werde), sich auf ein Bett oder eine Couch zu legen. Sorgen Sie dafür, dass ihr nicht kalt ist und sie es bequem hat.

2 Bitten Sie im Stillen um die Erlaubnis, sich mit dem Energiefeld Ihrer Freundin verbinden zu dürfen. Ihr Energiefeld ist nämlich ihr heiliger Raum. Stimmen Sie sich auf die Schwingungen Ihrer Freundin ein, indem sie ihre Füße sanft, aber fest halten.

3 Halten Sie dann Ihre Handflächen etwa 10–12 Zentimeter über dem Körper Ihrer Freundin und tasten Sie mit den Händen ihr Energiefeld ab. Bewegen Sie Ihre Hände über ihren Armen und Beinen, ihrem Rumpf und ihrem Kopf auf und ab und spüren Sie, ob Sie energetische Blockaden wahrnehmen. Die blockierten Bereiche haben eine andere Beschaffenheit als der Rest – sie können sich heiß oder kalt, kribbelig, verdichtet oder pelzig anfühlen.

4 Konzentrieren Sie sich zuerst auf die Heilung der spirituellen Ungleichgewichte – also der Seelenwunden.

5 Wählen Sie ein Öl, das zu den Eindrücken und Gefühlen, die Sie wahrnehmen, passt (zum Beispiel Veilchen für schweren Kummer). Geben Sie einige Tropfen des Öls auf Ihre Handfläche und bewegen Sie die Hand um den Körper Ihrer Freundin herum. Halten Sie dabei einen Abstand von ungefähr 16 Zentimetern zum Körper ein. Vergessen Sie nicht, dass Sie das Energiefeld abtasten, nicht den Körper selbst.

6 Wenn Sie ein Signal brauchen, um zu bestätigen, dass ein bestimmter Bereich blockiert ist, können Sie einen Klangstab oder eine Klangschale benutzen. Lassen Sie den Stab oder die Schale erklingen und bewegen Sie das Instrument über den Körper. Wenn es auf eine Blockade trifft, wird der Ton tiefer. Oft genügt es schon, die klingende Schale oder den Stab über die Blockade zu halten und dabei ein paar Tropfen des Öls auf den Händen zu haben, um die gestaute Energie freizusetzen und der Seelenwunde Linderung zu spenden. Lösen Sie die Blockade bewusst auf, sodass die Energie wieder frei fließen kann.

Sobald der Energiefluss wiederhergestellt ist, fühlt sich die behandelte Person meist viel ruhiger und gefestigter. Überaus wichtig ist bei dieser Arbeit auch, dass die Myrrhophore eine gute, aktive Zuhörerin ist, die nicht nur die gesagten Worte aufmerksam verfolgt, sondern auch das, was ungesagt bleibt, wahrnimmt. Vielleicht möchte die Freundin über ihr Leben sprechen, auf ihre Vergangenheit zurückblicken oder eine bestimmte Situation besser verstehen. Die Myrrhophore kann dabei helfen, indem sie gut zuhört und das Gespräch mit gezielten Fragen sanft lenkt oder indem sie wertfrei ihre Meinung dazu sagt.

Wenn die Freundin offen dafür ist, kann die Myrrhophore bei ihrer Arbeit auch die Unterstützung geistiger Helfer, Ahnen oder anderer Wesen in Anspruch nehmen, um die Heilung der Seele zu fördern. Bei den Schamanen wurden diese Geister schon immer als eine Verbindung zwischen der materiellen und der geistigen Welt erkannt und geschätzt. Während der Heilarbeit mit dem Öl können wir sie um Hilfe bitten, um jene Aspekte der Seele zu heilen, die für unser menschliches Verständnis nicht nachvollziehbar sind. Die Geister sehen das große Ganze des Kosmos, während wir nur auf unsere irdische Perspektive zurückgreifen können. Man kann diese Wesen zu Beginn einer Meditation oder Heilarbeit im Stillen anrufen. Vergessen Sie nicht, ihnen nach getaner Arbeit für ihre Unterstützung zu danken.

Die Heilung von Seelenwunden

Jeder von uns hat Seelenwunden – tiefe seelische Verletzungen, die unser Leben mehr oder weniger stark prägen. Manchmal entstehen sie durch traumatische Erlebnisse in der Kindheit, durch Gewalt in Beziehungen oder anderen Situationen, aber auch in toxischen Beziehungen zu anderen (und zu uns selbst) und bei Abhängigkeiten. Manchmal sind sie Überbleibsel eines vergangenen Lebens oder sind Energien unserer Ahnen, die wir aufgenommen haben. Heilige Öle können bei der Heilung von Seelenwunden helfen.

Typische Beispiele für Seelenwunden sind unter anderem:

- das Gefühl, betrogen worden zu sein
- das Gefühl, minderwertig zu sein
- das Gefühl, von anderen verlassen worden zu sein
- das Gefühl, im falschen Körper geboren worden zu sein
- das Gefühl, ein Außenseiter zu sein
- schwerer Kummer, Trauer
- die Trennung von Zwillingsseelen oder Seelenpartnern

Salbung

Bei einer Salbung wird ein Teil des Körpers mit einem heiligen Öl bestrichen. Sie ist eine Art Segensritual, ein heiliger, sakraler Akt, und eine weitere Dienstleistung der Myrrhophoren, um der Seele und dem Geist etwas Gutes zu tun. Die Salbung ist auch Teil bestimmter Initiationsrituale. Diese heilige Handlung, von der Körper und Seele profitieren, existiert seit Anbeginn der Zeit und ist in vielen Religionen und Glaubenssystemen zu finden. Das Salben selbst, also das Träufeln des Öls auf den Körper (oft auf den Kopf), wird auch Ölung genannt. Aus religiöser Sicht ist die Salbung ein nährendes Ritual, das die Seele auf eine heilige Reise vorbereiten soll. Darum wird die Salbung, besonders in der katholischen Kirche, in Form der »letzten Ölung« oft an Sterbenden und Toten vollzogen.

Priester und Myrrhophoren salben einen Menschen, um symbolisch darzustellen, dass etwas in dieser Person befreit wurde. Salbt man jemanden, der gerade irgendeine Art von Veränderung durchmacht, konzentriert man sich auf das Lösen von emotionalen Blockaden, wie etwa Schuldgefühlen und Ängsten, und auf das Ablegen von Überzeugungen, die uns nicht dienen. Myrrhophoren und Seelenbegleiter salben die Kranken und Sterbenden mit einem heiligen Salböl. Dazu füllt man 10 ml Bio-Rapsöl in eine Flasche aus dunklem Glas und fügt die folgenden drei Öle hinzu:

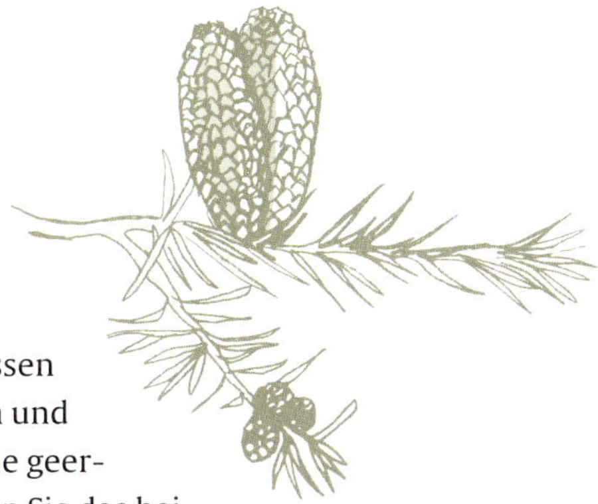

1. Rosenöl: drei Tropfen
2. Weihrauchöl: drei Tropfen
3. Sandelholzöl: drei Tropfen

Bevor Sie jemandem eine Salbung erteilen, müssen Sie sich darauf vorbereiten, indem Sie meditieren und Ihren Kopf freimachen. Achten Sie darauf, dass Sie geerdet und im Hier und Jetzt verankert sind. Mischen Sie das heilige Öl Ihrer Wahl mit etwas Bio-Rapsöl. Schützen Sie auch Ihr Energiefeld, bevor Sie mit dem Ritual beginnen, und stellen Sie sich zum Beispiel vor, dass eine Blase aus Licht Ihren ganzen Körper umgibt und Ihnen Schutz bietet.

Wenn Sie bereit sind, tauchen Sie Ihren Daumen in das heilige Öl und streichen Sie es auf die Stirn (das dritte Auge) der Person, die Sie salben. Formulieren Sie die Absicht, die Sie mit diesem Ritual verfolgen. Sagen Sie zum Beispiel: »Ich salbe dich, Sarah, um zu bezeugen, dass sich deine Höhenangst auflösen mag und dich nicht länger plagen wird.«

Das Gleichgewicht herstellen

Wenn wir mit den intensiven Energien der Öle arbeiten, müssen wir uns danach wieder in ein energetisches Gleichgewicht bringen, unter anderem durch die folgenden Methoden:

1. Erden und die innere Mitte finden. Dafür eignet sich jede Art der körperlichen Bewegung, etwa Gehen, Schwimmen oder Fitnesstraining. Auch Nahrungsmittel, die gesunde Kohlenhydrate enthalten, wirken erdend.

2 Reinigen unserer Energiefelder, damit sie blitzsauber sind (siehe Aura-Reinigung mit ätherischen Ölen, Seite 51).

3 Schließen der Chakren, damit keine Energie aus ihnen austritt. Visualisieren Sie Ihre Chakren, die horizontale Energiewirbel im Körper sind. (Sie ähneln rotierenden CDs und sind entlang einer senkrechten Linie in der Mitte des Körpers angeordnet.) Wenn wir meditieren oder spirituell arbeiten, öffnen sich unsere Chakren wie Lotosblüten. Danach sollten wir sie aber wieder schließen, sodass sie wieder zu festen Knospen werden. Dazu stellen wir uns vor, wie sich die Blütenblätter jedes Chakras wieder zusammenfalten, zuerst das Wurzelchakra, dann die anderen der Reihe nach bis zum Kronenchakra.

4 Die Energiefelder wieder energetisieren, um sie ins Gleichgewicht zu bringen. Trinken Sie Wasser, klatschen Sie in die Hände, tanzen Sie spontan drauflos, trommeln Sie oder schnuppern Sie an etwas Fragonia-Öl, um die harmonische Balance wiederherzustellen.

5 Die Energiereserven auffüllen, damit wir genügend Kraft haben. Das erreichen wir, indem wir ausreichend schlafen, nahrhafte kleine Mahlzeiten essen, viel Wasser trinken, möglichst viel Zeit in der Natur verbringen und all das tun, was uns Freude macht, zum Beispiel im Kreis der Familie sein.

Seelenverlust

Bei den Schamanen ist Seelenverlust ein bekanntes Konzept, das in anderen spirituellen Praktiken noch nicht so viel Beachtung findet. Wenn wir mit den heiligen Ölen an Menschen arbeiten und dabei in andere Dimensionen reisen, kann es zu einem Seelenverlust kommen. Das bedeutet, dass wir einen Teil von uns unbewusst in einer anderen Sphäre zurückgelassen und uns nach unserer Rückkehr nicht angemessen geerdet haben.

Normalerweise schützen wir uns vor Seelenverlust, indem wir nach der Arbeit mit den Ölen bewusst alle Teile unseres Wesens wieder zu uns rufen. Darum ist es auch so wichtig, dass wir uns nach der spirituellen Arbeit wieder erden: So stellen wir sicher, dass wir komplett in unseren Körper zurückgekehrt sind. Um uns zu erden, können wir zum Beispiel barfuß in der Natur laufen, unsere Hände und Füße ausschütteln, eine kohlenhydratreiche Mahlzeit essen oder uns vorstellen, dass Wurzeln aus unserem Körper tief in die Erde wachsen.

Sicheres Arbeiten

Jede spirituelle Arbeit, besonders die Seelenbegleitung, erzeugt große Mengen an Energie. Umarmen oder berühren Sie andere Menschen wenn möglich erst wieder, wenn Sie Ihre Aura versiegelt und Ihr energetisches Gleichgewicht wiederhergestellt haben (Seite 49).

Aura-Reinigung mit ätherischen Ölen

An unseren Füßen sammelt sich mehr als nur Staub und Schmutz an. Überall, wo wir hingehen, sammeln wir auch Energien, von denen wir uns regelmäßig reinigen müssen. Außerdem geben wir den Großteil unserer eigenen Energie über die Unterschenkel und Füße ab. Aus diesem Grund wusch Jesus die Füße seiner Jünger – er befreite sie damit nicht nur von Schmutz.

Wenn wir unsere Unterschenkel und Füße energetisch sauber halten, stärken wir unsere Lebenskraft, denn unsere Energie kann wieder frei fließen. Das wirkt sich auch positiv auf unsere Heilfähigkeit aus.

Mischen Sie sich ein Reinigungswasser an. Geben Sie dafür ein paar Tropfen Palo Santo in eine Schüssel mit warmem Wasser. Verrühren Sie das Öl und gießen Sie dann eine kleine Menge des Wassers in Ihre Hand. Reiben Sie Ihre Hände wie beim Händewaschen aneinander. Waschen Sie anschließend auch Ihre Füße und Unterschenkel mit der Mischung, um sich von den angesammelten negativen Energien zu befreien und wieder positive Energien anziehen zu können.

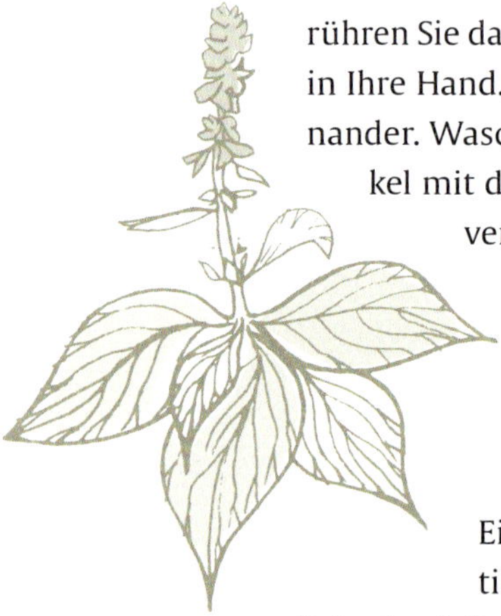

Psychopompos-Arbeit

Ein Psychopompos ist ein erfahrener spiritueller Praktiker, der die Verstorbenen auf einem Teil ihrer letzten Reise begleitet, zum Beispiel, indem er am Sterbebett anwesend ist und die Seele unmittelbar nach dem Tod empfängt und ins Jenseits führt. Schamanische Psychopompoi haben die Fähigkeit, einen Sterbenden mit ihrem geistigen Körper zu begleiten und ihm den Weg zu zeigen.

In erster Linie helfen Psychopompoi aber Seelen, die in den unteren Astralebenen oder in der »Mittelwelt«, der astralen Ebene unserer materiellen Realität, feststecken. Auch wenn ihre physischen Körper gestorben sind, verweilen ihre Energiekörper noch auf diesen Ebenen, obwohl sie es nicht sollten. Statt weiterzuziehen oder »ins Licht« zu gehen, bleiben diese Seelen erdgebunden. Dafür gibt es mehrere Gründe, zum Beispiel Schuldgefühle, Angst, religiöse Konditionierung, unvollendete Aufgaben oder ein Mangel an spiritueller Energie, um die höheren Ebenen zu erreichen. Auch die extreme Trauer von Angehörigen, die einen Verstorbenen nicht loslassen können, kann eine Seele an die Erde binden.

Leider wissen diese Seelen meist nicht, wie sie die nächste Ebene erreichen, sodass sie dauerhaft erdgebunden bleiben oder zumindest so lange, bis ihnen jemand hilft – zum Beispiel ein schamanischer Psychopompos.

Galbanum ist das heilige Öl, das für Psychopompos-Arbeit verwendet wird. Diese Arbeit ist jedoch eine ernste Angelegenheit und sollte nur von ausgebildeten, erfahrenen Schamanen ausgeführt werden, da man sich dabei unbekannten und möglicherweise negativen Energien aussetzt.

Wie Sie mit den Mandalas zu den Ölen arbeiten

Die Mandalas in diesem Buch wurden von den Ölen selbst übermittelt und sollen Ihnen helfen, sich beim Meditieren tiefer mit ihnen verbinden zu können.

Mit den Ölen meditieren

Alle Mandalas in diesem Buch entspringen dem Geist der Öle und zeigen Ihnen ihre spirituellen Gaben. Sie sind Schlüssel, die eine Tür zu tieferer Weisheit öffnen.

1. Beginnen Sie die Meditation, indem Sie einem ausgewählten Öl eine Frage stellen und dann an diesem Öl riechen.
2. Betrachten Sie erst den äußeren Rand des Mandalas und lassen Sie Ihren Blick dann langsam nach innen wandern, als gingen Sie auf eine Reise durch das Mandala.
3. Lassen Sie die Formen und Farben zu Ihnen sprechen und öffnen Sie sich den Botschaften des Mandalas.
4. Notieren Sie sich im Anschluss alle Ideen, Symbole oder Botschaften, die Ihnen während der Meditation eingegeben wurden. Selbst wenn Sie anfangs vielleicht keinen Sinn ergeben, erschließt sich Ihnen ihre Bedeutung wahrscheinlich schon bald.

Ein Mandala ist wie ein Straßenplan oder ein Labyrinth, das Wege zu einem tieferen Bewusstsein darstellt. Sein komplexer Aufbau steht für die inneren und äußeren Welten des Universums. In mehreren Religionen, unter anderem im Hinduismus und im Buddhismus, gilt es als spirituelles Symbol, das als Meditationshilfe verwendet wird (wie die Mandalas in diesem Buch), aber auch als Mittel, um unsere Aufmerksamkeit zu fokussieren und zu stärken.

»Unser Körper ist von Anfang an ein Mandala. Unser Bewusstseinszustand ist von Anfang an göttlich. Wenn jemand dieses Wissen, von dem, was man ist, vollständig begreift, dann ist man, was man ist, und das ist die wahre Initiation.«

Araga, tibetischer Kagydpa-Meister

»Mandala« kommt aus dem Sanskrit und bedeutet »Kreis«. Es erinnert uns daran, dass alles im Leben kreisförmig verläuft und dass es keine Anfänge und keine Enden gibt, so wie auch in einem Kreis oder im Universum keine existieren.

Praktische Angelegenheiten

Heilige Öle müssen stets mit Respekt behandelt werden, denn sie sind energetische Kräfte und geistige Wesen. Je häufiger Sie mit ihnen arbeiten, desto stärker wird Ihre Verbindung zu ihnen und Sie werden ein tieferes Verständnis für sie entwickeln.

Öle kaufen

Kaufen Sie immer die besten Öle, die Sie sich leisten können. Diese wichtige, kraftvolle Arbeit erfordert Öle von höchster Qualität, um auch die gewünschten Ergebnisse zu bringen. Am besten sind Öle aus Bio-Pflanzen (die ohne den Einsatz von Chemikalien gezüchtet und geerntet wurden) oder aus Wildwuchs (von Pflanzen, die in freier Natur ohne menschliches Zutun gewachsen sind und sorgfältig geerntet wurden). Am Ende dieses Buchs finden Sie eine Liste mit empfohlenen Anbietern (siehe Serviceteil, Seite 208).

Aufbewahrung

Lagern Sie Ihre Ölmischungen an einem kühlen, trockenen Ort und bewahren Sie sie in Flaschen aus dunklem Glas auf. Die Flaschen können Sie im Internet bestellen. Vergessen Sie nicht, jedes Öl zu beschriften. Versehen Sie das Etikett auch mit dem Datum und verbrauchen Sie das Öl innerhalb von sechs Monaten.

Mischung

Als Basisöl für meine Mischungen verwende ich Bio-Rapsöl, da es sehr dickflüssig ist und die Schwingungen der Öle gut speichert. Wenn Sie ein Öl anmischen, sollten Sie in einer ausgeglichenen seelischen Verfassung sein, denn das Öl nimmt auch Ihre Energien auf. Ich arbeite nie mit den Ölen, wenn ich mich nicht wohlfühle. Dann warte ich, bis sich meine Stimmung gebessert hat. Oft höre ich während der Arbeit auch passende Musik. Für therapeutische Anwendungen nehme ich nie mehr als ein heiliges Öl auf einmal, außer wenn ich eine spezielle Mischung für eine Salbung (Seite 48) zubereite.

Sicherheit

Für die spirituelle Arbeit werden nur sehr kleine Mengen der ätherischen Öle benötigt und sie werden immer mit einem Basisöl verdünnt. Dennoch müssen Sie bei der Arbeit mit ihnen vorsichtig sein. Ätherische Öle sind stark konzentrierte Substanzen, die mit dem größten Respekt behandelt werden sollten. Manche der Öle enthalten auch giftige Bestandteile, die besonders bei älteren Menschen, Kindern und Schwangeren unerwünschte Wirkungen hervorrufen können.

Bei sensiblen Personen können manche Öle auch eine allergische Reaktion auslösen. Testen Sie daher jedes Öl auf der Haut, bevor Sie damit arbeiten, besonders wenn Sie unter Heuschnupfen oder anderen Allergien leiden. Geben Sie zum Testen einen Tropfen des Öls auf ein kleines Stück Watte und legen Sie es auf die Rückseite des Handgelenks oder in die Armbeuge. Binden Sie die Watte mit einem Stoffstreifen fest und lassen Sie sie 24 Stunden auf der Haut. Entfernen Sie die Watte dann und schauen Sie nach, ob sich an der Stelle eine Hautreizung zeigt. Wenn ja, ist das ein Zeichen für eine allergische Reaktion und die Person sollte das betreffende Öl nicht verwenden.

Folgendes ist im Umgang mit den Ölen zu beachten:

1. Verdünnen Sie ätherische Öle immer mit einem Basisöl, bevor Sie sie auf der Haut anwenden.

2. Dosieren und verdünnen Sie das Öl gemäß den Empfehlungen des Herstellers.

3. Fragen Sie einen qualifizierten Aromatherapeuten, bevor Sie ein Öl an Kindern unter drei Jahren anwenden.

4. Verwenden Sie bei Kindern und Senioren die Hälfte der normalen Dosis oder weniger. Holen Sie sich professionellen Rat, wenn Sie sich nicht sicher sind.

5. Bewahren Sie die Öle außerhalb der Reichweite von Kindern und Tieren auf.

6. Wenden Sie die Öle nicht in der Nähe der Augen an.

7. Bewahren Sie die Öle in einem dunklen Schrank auf und schützen Sie sie vor direkter Sonneneinstrahlung.

8 Nehmen Sie die Öle nicht ein, außer auf Anraten eines qualifizierten Therapeuten.

9 Falls Sie unter Epilepsie, Bluthochdruck oder anderen Erkrankungen leiden, fragen Sie einen qualifizierten Aromatherapeuten oder einen Arzt, bevor Sie ätherische Öle verwenden.

Ätherische Öle in der Schwangerschaft

Während einer Schwangerschaft sollten ätherische Öle nur mit Vorsicht angewandt werden. Von den Ölen in diesem Buch sollten folgende in der Schwangerschaft vollständig gemieden werden:

- Atlaszeder
- Galbanum
- Indisches Basilikum
- Ringelblume
- Myrrhe
- Myrte
- Ravensara
- Rose
- Schafgarbe

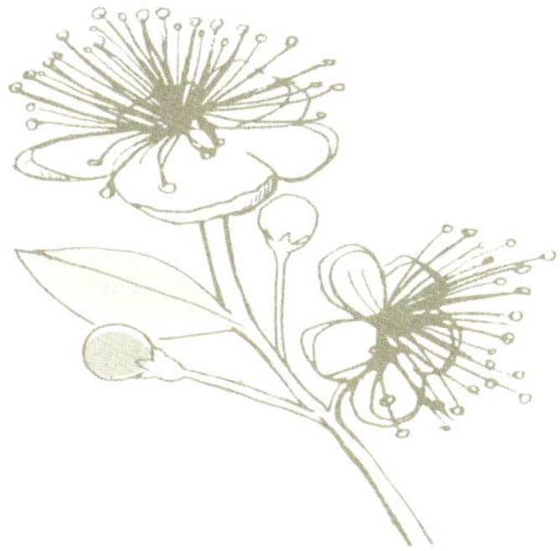

Was Sie sonst noch beachten sollten

Es wird immer schwieriger, reine Öle zu erwerben. Das betrifft Öle aus biologischem Anbau oder aus Wildwuchs. Oft warte ich monatelang auf eine 1-ml-Flasche Öl, die mir per Post aus einem entlegenen Gebiet geliefert wird, etwa aus dem Amazonas, aus Indien oder aus einem abgeschiedenen Dorf in Frankreich.

Heilige Öle sind oft sehr teuer. Echter Alant, eines der kostbarsten heiligen Öle, hat einen Marktpreis von ungefähr 470 Euro pro 30 ml. Cannabisblütenöl, das seelische und körperliche Schmerzen lindert, hat einen Marktpreis von über 780 Euro (zum Zeitpunkt der Entstehung dieses Buchs). Einer meiner Lieferanten ist eine kleine Familie in Indien, auf deren Grundstück nur ein einziger Baum für die Ölherstellung steht. Davon werden etwa 900 ml Öl pro Jahr produziert. Der Verkauf des Öls macht den Großteil des Einkommens der Familie aus.

Eine Lieferantin für Veilchenöl ist eine ältere Dame in Frankreich. In einem alten Kupferkolben, der sich seit Generationen im Besitz der Familie befindet, destilliert sie winzige Mengen des Öls. Aus der geringen Ernte wird jeden Frühling etwa ein halber Eierbecher voll Öl hergestellt. Das Öl hat eine sehr feine Energie und hilft unzähligen Menschen im Umgang mit Trauer – sein Wert ist eigentlich unbezahlbar. Leider verbieten es die Vorschriften der EU, dieses kostbare Produkt zu verkaufen, da das Geschäft nicht rentabel ist. Mittlerweile stelle ich mein eigenes Veilchenöl her, in winzigsten Mengen und unter mühevollem Aufwand.

Die Knappheit und Kosten einiger Öle hat dazu geführt, dass der Markt mittlerweile mit minderwertigen und verfälschten Produkten überflutet wird. Wenn ein Öl unglaubwürdig billig angeboten wird, ist es wahrscheinlich von schlechter Qualität. Aber nicht alle heiligen Öle sind teuer und viele von ihnen sind problemlos erhältlich. Für den Preis einer Pizza bereichern sie unser Herz und unsere Seele. Vor Kurzem kaufte ich um etwas mehr als einen Euro in einem normalen Ladengeschäft eine Flasche Lavendelöl von vortrefflicher Qualität.

Exotische, duftende, aromatische, seltene und kostbare heilige Öle sind Medizin für Geist und Seele. Sie beeinflussen uns sanft und doch wirksam auf tiefster Ebene. Sie spenden uns Heilung und erweitern unser Bewusstsein.

Ich hoffe, dass mein Ausflug in die vielschichtige, geheime Welt der heiligen Öle Sie auf Ihrem eigenen Weg inspiriert. Wenn wir das Heiligtum in unserem Inneren nähren, entwickeln wir uns zu den lichtvollen Wesen, die wir eigentlich sind, und verbinden uns mit unserer spirituellen Berufung.

Die Menschen des Altertums, die über Geheimwissen verfügten, wussten bereits, dass unsere Evolution und der Aufstieg des Bewusstseins immer aus dem Inneren, aus der Seele kommen. Sie verstanden auch, dass wir in einem multidimensionalen Universum leben, und sie reisten mühelos durch die verschiedenen Ebenen.

Die heiligen Öle öffnen die Tür zu unserem inneren Bewusstsein, zum Sitz der Seele und zu anderen Dimensionen. In der heutigen unbeständigen Zeit sind diese Öle genauso wichtig wie vor tausenden von Jahren – und sie haben nichts von ihrer Macht eingebüßt.

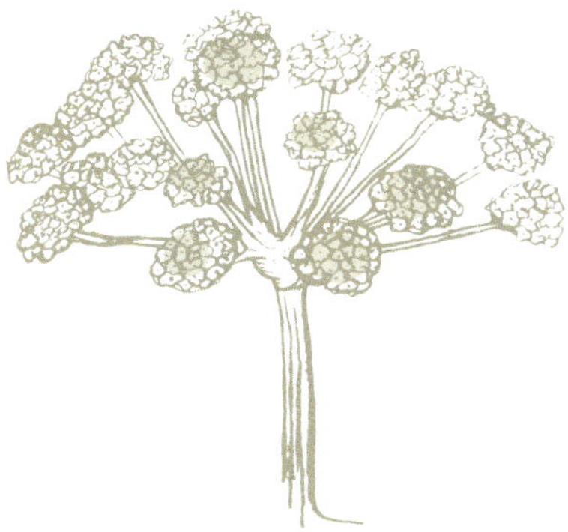

ZWEITER TEIL

Die Öle

Atlaszeder: Stärke des Geistes

»Jene, die unerschütterlich in ihrem Gleichgewicht, bescheiden und in Harmonie mit dem Weisen sind, werden alles unter der Sonne besitzen.« *I-Ging*

Die Atlaszeder wird seit dem Altertum für ihren würzigen, warmen, holzigen Duft geschätzt. Man stellte daraus Räucherwerk und ätherische Öle her, das wohlriechende Holz wurde für den Bau von Tempeln und Palästen verwandt.

Dieses Öl ist wärmend und stärkend. Wenn Sie unter Ängsten leiden, verleiht Ihnen das Öl der Atlaszeder Mut und Kraft. Es hilft Ihnen, sich in jeder Situation stark, gefestigt und optimistisch zu fühlen, und gibt Ihnen bei Bedarf Energie.

Botanische Informationen

Viele verschiedene Öle heißen »Zedernholz« und sie alle haben individuelle Eigenschaften. Trotz ihres Namens werden nicht alle aus Zedern hergestellt – die Öle »Texas-Zeder« und »Virginia-Zeder« werden zum Beispiel aus Wacholderbäumen gewonnen.

Das Öl der Atlaszeder stammt von Cedrus atlantica, einem immergrünen Baum, der bis zu 40 Meter hoch wird. Sein hartes Holz verströmt einen intensiven Duft, da es einen hohen Anteil an ätherischen Ölen enthält. Das Öl wird mittels Dampfdestillation aus Hackschnitzeln gewonnen und ist gelb bis bernsteinfarben.

Legenden und Historisches

Der Name »Zeder« kommt vom semitischen Wort für »Kraft«. Die Zeder ist auch als Baum des Lebens bekannt und ein berühmtes Symbol für Stärke und Glauben. Das Öl der Atlaszeder wird schon seit frühgeschichtlicher Zeit für seine meditativen und entspannenden Eigenschaften geschätzt und seit über 2000 Jahren in Zeremonien verwendet.

Räucherwerk aus Atlaszeder war für die Menschen jener Zeit etwas Heiliges. König Salomo ließ aus Zedernholz seinen prächtigen Tempel errichten, wie es in der Bibel beschrieben ist (1. Könige 7, 1–7).

Auf einer Tontafel, die auf die Zeit um 1800 v. Chr. datiert wird, wird der Handel mit Zedernöl erwähnt. Die alten Ägypter verwendeten es zur Einbalsamierung und für andere Bestattungsrituale. Außerdem glaubten sie, dass es das Leben verlängerte und dabei half, Unsterblichkeit zu erlangen.

Esoterische Eigenschaften

Bei den Myrrhophoren wird das Öl der Atlaszeder von Priesterinnen oft bei der Vorbereitung auf eine Initiation verwandt. Früher musste die Priesterin dafür manchmal mehrere Tage in einer kleinen dunklen Höhle verbringen, wo sie mit Schlangen und anderen Wildtieren arbeitete, um ihre energetischen Fähigkeiten zu verbessern. Myrrhophoren gehen auch auf Astralreisen, um für die Person, die sie behandeln, Informationen zu sammeln. Wenn Sie sich auf einem schweren (und vielleicht beängstigenden) Weg in Ihrem Leben befinden, können Sie die Atlaszeder um Kraft und Gelassenheit bitten.

Ich trage oft eine Mala (Gebetskette) aus Atlaszedernholz, die von buddhistischen Nonnen hergestellt und gesegnet wurde. Sie stärkt mein Energiefeld, was besonders nützlich ist, wenn ich mit schwer kranken Menschen in Hospizen arbeite.

Anwendungsgebiete

Öl aus der Himalaya-Zeder ist eines der spirituell und emotional erdendsten ätherischen Öle überhaupt. Es wird von tibetischen Buddhisten als Räucherwerk in Tempeln verwendet. Für Heiler ist es sehr wichtig, sich zu erden, um nicht von den Gefühlen anderer Menschen und unbewusst absorbierten Energien aus ihrem Umfeld beeinträchtigt zu werden. Diese Einflüsse stören das Gleichgewicht, machen den Heiler verletzlich und können sich sogar auf seine Gesundheit auswirken.

Wenn wir geerdet sind, sind wir in unserem Körper präsent und mit der Erde verbunden. Wir sind in unserer Mitte und bewahren ein harmonisches Gleichgewicht, ganz gleich, was um uns herum geschieht. Die Atlaszeder verankert uns in uns selbst und im Hier und Jetzt, was sie zu einem nützlichen Werkzeug für spirituelle Arbeit macht.

Die Atlaszeder hilft uns auch, uns problematischen Situationen oder Beziehungen zu stellen und sie loszulassen, besonders wenn wir das Gefühl haben, dass sie unserer persönlichen Entwicklung oder unseren Zielen im Weg stehen. Sie unterstützt uns auch dabei, jegliche Form der Negativität aufzulösen.

Karmischer Ursprung

Die Atlaszeder hat eine karmische Verbindung zum Planeten Erde und den Elementarreichen.

DIE ERDE In der klassischen Astrologie konzentriert man sich meist auf die anderen Planeten unseres Sonnensystems, während die Bedeutung der Erde vernachlässigt wird. Aber in der esoterischen Astrologie weiß man, dass wir viel von der Erde lernen können. Während unserer Zeit auf der Erde können wir Wissen erlangen, uns weiterentwickeln und anderen Menschen dienen. Gleichzeitig begeben wir uns auf eine innere Reise, in der wir herausfinden, warum wir auf der Erde sind und wie wir das erreichen, was wir uns vorgenommen haben. In der esoterischen Astrologie ist die Erde der Herrscherplanet des Schützen.

DIE ELEMENTARREICHE Elementare sind Naturgeister – die Art von Wesen, die auch in Märchen und Kinderbüchern zu finden sind, aber von Erwachsenen oft als Fantasiegestalten abgetan werden. Diese Wesen gibt es wirklich und sie sind ein wesentlicher Teil der Natur, wie wir Menschen. Ohne die Elementare gäbe es kein Leben auf dieser Erde. Zu diesen Naturgeistern gehören unter anderem die Salamander des Elements Feuer, die Gnome des Elements Erde, die Sylphen des Elements Luft und die Undinen des Elements Wasser. Auch Feen und Elfen gehören zu den Elementarwesen.

Geführte Meditation

Ich empfehle Ihnen, die Meditation aufzunehmen, bevor Sie mit dem Öl der Atlaszeder meditieren. Dann können Sie dem Text ganz entspannt zuhören, ohne ins Buch schauen zu müssen. Folgen Sie einfach der Vorbereitung auf eine geführte Meditation (Seite 34). Das Mandala kann Ihnen helfen, die meditative Erfahrung noch zu vertiefen.

Stell dir vor, wie die kraftvolle, stabile Atlaszeder hoch in den Himmel ragt, und mach dir bewusst, dass dir diese Kraft einen Zugang zu deiner eigenen inneren Stärke öffnet. Ich kann dir helfen, eine starke Verbindung zu deinem höheren Selbst und dem Göttlichen sowie zu den höheren Dimensionen herzustellen. Ich bin ein mächtiger Führer, der dich in schweren Zeiten behütet und der dich immer unterstützt, wenn du auf dich allein gestellt bist.

Wir alle werden dazu aufgefordert, unsere alten Wege zu verlassen und unsere tiefsten Wunden zu heilen. Dazu brauchte es Mut und Weitsicht. Ich hüte die Grenze zwischen der materiellen und der geistigen Ebene, darum biete ich dir den mächtigsten Zugang zu deinem eigenen Ort der Kraft. Du musst ihn aus deiner Essenz deines Wesens, die noch in der geistigen Welt verweilt, entstehen lassen.

Ich bin der Botschafter der unsichtbaren Welt. Vergiss deine Ängste und lass sie los.

Im Überblick

- hilft uns, zu unserer Macht und Stärke zu finden
- fördert Optimismus und Hoffnung
- erdet und verankert uns
- löst negative Gedanken und Gefühle auf
- warmer, holziger Duft
- mit dem Wurzelchakra verbunden

Gegenanzeigen

- Das Öl der Atlaszeder ist ein Abortivum (kann eine Abtreibung auslösen) und ein Emmenagogum (kann eine Menstruation auslösen) und sollte daher auf keinen Fall während einer Schwangerschaft verwandt werden.
- Es kann bei manchen Menschen zu lokalen Hautirritationen führen und sollte immer mit einem Basisöl verdünnt werden.
- Bei Verschlucken kann das Öl der Atlaszeder Übelkeit verursachen und sollte daher nur äußerlich angewendet werden.

Catherine *Die talentierte Opernsängerin Catherine wurde für eine aufregende und wichtige Tournee in den USA gebucht. Aber sie fürchtete sich vor der Reise und überlegte, die Auftritte abzusagen. Sie beschrieb es folgendermaßen:*

»Wenn ich die Bühne betrete, fühle ich mich, als ob mir jemand meine ganze Kraft nimmt. Ich halte es eine Weile aus, aber nach ungefähr zehn Minuten lässt meine Gesangsleistung nach. Es ist, als würde sich meine innere Batterie entladen.«

Ich bat Catherine, sich auf den Boden zu legen, gab ihr ein Kissen und deckte sie zu. Mit einer schamanischen Rassel reinigte ich die Energie in den Ecken des Raums und dann in ihrem Körper, vom Kopf bis zu den Füßen. Ich betete für sie und formulierte dann die Absicht, »sehen« zu wollen, was mit Catherine geschieht, wenn sie die Bühne betritt. Ich wurde in die Zeit zurückversetzt, als Catherine 20 Jahre alt war und an einer Musikhochschule, zusammen mit zwei anderen jungen Frauen, eine Ausbildung zur Opernsängerin absolvierte.

Als die Reise begann, nahm ich die Gestalt einer Atlaszeder an. Ich schlüpfte in ihren Stamm, in die Dunkelheit, wo ich nach einem Funken Licht suchte. Als ich zu den Wurzeln des Baums hinabstieg, verband ich mich mit seiner tiefen Weisheit, um die benötigten Informationen über Catherine zu empfangen.

Aus dem Baum heraus sah ich dem Gesangsunterricht zu. Catherine wurde von ihrem Gesangslehrer in den höchsten Tönen gelobt. Vor ihren Kommilitoninnen sagte er zu ihr, dass sie ein enormes Potenzial besitze und mit ordentlich Fleiß und Ehrgeiz bald zu den besten Solistinnen ihrer Generation gehören könnte.

Die Kommilitonin neben ihr war so von Eifersucht erfüllt, dass sie einen Fluch aussprach: »Ja, sie wird auf die Bühne gehen, aber ihre Stimme wird sie verlassen«, flüsterte sie, halb zu sich selbst. Ich vermutete, dass dieser Fluch die Ursache von Catherines Problem war.

Uns ist nicht bewusst, welche Macht unsere Worte haben. Wünsche und Flüche sind heute genauso real wie in den alten Märchen. Das Aufheben von Flüchen gehörte früher zur normalen Arbeit der weisen Frauen, aber die heutigen Flüche sind nicht weniger mächtig.

Catherine und ich arbeiteten einige Wochen lang mit verschiedenen Ölen und formulierten die Absicht, ihre volle Kraft und Leistung, auf der Bühne und im Alltag, wiederherzustellen. Eines dieser Öle war die Atlaszeder, die Catherines Schwingungen erhöhte und stärkte. Catherine fühlte sich wieder ganz und voller Kraft. Sie vollendete ihre Konzerttournee, die ein großer Erfolg war.

Elemi: Loslassen, Hingabe

»Vater unser im Himmel,
geheiligt werde dein Name.
Dein Reich komme.
Dein Wille geschehe, wie im Himmel, so auf Erden.«

Matthäus 6, 9–10

Jedes heilige Öl hat einen energetischen Code, der entschlüsselt werden muss, bevor wir Zugang zu einem tieferen Verständnis seiner Anwendung erlangen. Elemi hat eine besonders interessante Vergangenheit und gehört zu den sechs Ölen, die ich als Seelenbegleiterin immer bei mir habe – die anderen Öle sind Fragonia, Palo Santo, Ravensara, Rose und Indische Narde. Ich verwende Elemi auch, wenn ich am Sterbebett eines Menschen wache und in seinen letzten Tagen an seiner Seite bin. Es hilft den Sterbenden, das gegenwärtige Leben loszulassen und sich dem nächsten Leben hinzugeben.

Botanische Informationen

Das Elemi-Öl wird aus dem Harz und der Rinde von Canarium luzonicum hergestellt. Dieser Tropenbaum wird bis zu 30 Meter hoch und ist auf den Philippinen beheimatet. Sobald seine blassgelben Blätter sprießen und bis das letzte Blatt am Ende der Vegetationsphase abfällt, sondert der Baum ein aromatisches, honigartiges Harz ab, das an der Luft hart wird. Das goldfarbene Öl, das einen angenehmen, intensiven Duft nach Balsam, Kiefern und Zitrone verströmt, wird durch Dampfdestillation gewonnen.

Legenden und Historisches

Elemi ist ein traditionelles arabisches Öl, dessen Name »Himmel und Erde« bedeutet. Es wurde im Nahen Osten und später in ganz Europa zur Herstellung von Arzneimitteln und Räucherwerk, aber auch in Parfums, Seifen und Cremes verwendet. Im alten Ägypten wurde Elemi bei der Einbalsamierung eingesetzt. Man glaubte, dass es die Verbindung zwischen den Verstorbenen und ihren Ahnen stärkte und so der Seele auf ihrer Reise durch die Unterwelt half. Auch das ist ein Hinweis auf die spirituellen Eigenschaften des Öls und eine weitere Erklärung für seinen Namen. Es erinnert uns daran, dass das heilige Harz unser Wohlergehen auf den geistigen und materiellen Ebenen fördert.

Im Altertum galten die heiligen ätherischen Öle als Quelle der Macht und prophetischen Einsicht. Man verwandte sie, um Könige zu salben, Krankheiten zu heilen und um Rituale und Zeremonien mit ihrer Kraft und Magie zu bereichern. Aber nur Personen, die mit den Ölen umzugehen wussten, kannten ihre Macht. Elemi war eines der bestgehüteten Geheimnisse. Das Öl ermöglichte das schnelle, angenehme Reisen zwischen den Dimensionen – natürlich zwischen Himmel und Erde, aber auch zu den mysteriösen Reichen der Feen und Elfen.

Esoterische Eigenschaften

An diesem Öl zu riechen – oder auch nur die Flasche zu halten, während man sich auf die feinen goldenen Schwingungen des Elemi einstimmt – fühlt sich an wie wirbelndes Gold, als würde die Energie des Öls tanzen und in die Luft aufsteigen. Elemi öffnet einen Zugang zu den ekstatischen Energien des Göttlichen.

Der zarte, würzige, warme Duft, der an Honig erinnert, scheint gar nicht zur Komplexität dieses Öls zu passen. Für den unerfahrenen Anwender fühlt es sich vielleicht sanft, freundlich und tröstend an. Aber wenn Sie sich bewusst auf ein tieferes Verständnis des Öls einlassen und mit dem Mandala meditieren, offenbart sich Elemi vielleicht als edle, erhabene Lehrerin der kosmischen Ekstase.

Anwendungsgebiete

Seelenbegleiter verwenden dieses Öl, wenn ein Mensch an der Schwelle des Todes steht, aber Angst davor hat, sie zu überschreiten – auch wenn die Zeit gekommen ist, das gegenwärtige Leben zu verlassen. Elemi überzeugt den Sterbenden, das Unbekannte zu betreten, und zeigt ihm den Weg über die Schwelle. Das Öl hilft auch, Zweifel und Ängste rund um das Sterben zu nehmen. Es verfügt über eine außerordentliche Zartheit, hat aber auch die Kraft eines goldenen Lasers und ermöglicht einen schnellen, sanften Übergang ins Jenseits.

Das Elemi-Öl hilft aber auch bei anderen großen Veränderungen im Leben, sei es beim Umzug, beim Auswandern in ein anderes Land und zum Beginn einer neuen Beziehung oder eines neuen Jobs. Wenn Sie vor einer wichtigen Entscheidung stehen, können Sie dieses Öl sowie die Techniken im ersten Teil dieses Buchs anwenden, um Ihre Seele zu ermutigen und zu bestärken. Elemi hilft Ihnen, darauf zu vertrauen, dass alles gutgehen wird und eine höhere Macht Sie führt.

Karmischer Ursprung

Elemi hat eine Verbindung zu den Plejaden und zu Lemurien.

DIE PLEJADEN Die Plejaden, die man auch die Sieben Schwestern nennt, sind ein offener Sternhaufen aus 300 bis 500 Sternen im Sternbild Stier. Die Energie der Plejaden ist lebhaft und positiv, feminin und fürsorglich. In der Numerologie wird die Zahl Sieben dem wahrheitssuchenden Denker zugeordnet, aber sie steht auch für den Archetyp des Einzelgängers. Verbinden wir das mit der sanften Führung des Elemi-Öls und dem Einfluss der Plejaden, erkennen wir mit diesem tieferen Verständnis die individuelle Aufgabe, eine Brücke zwischen Himmel und Erde zu schlagen.

LEMURIEN Lemurien existierte in frühester Zeit, noch vor Atlantis. Man weiß nicht, ob es sich dabei um einen tatsächlichen Ort auf der Erde oder um eine andere Bewusstseinsebene handelte. Aber es war eine Zeit, als die Menschen noch keine Körper hatten. Sie waren hochsensible Wesen aus Licht und Energie, die eine tiefe Verbindung zu den Pflanzen hatten.

Die Lemurier waren hoch entwickelt und hatten einen starken spirituellen Glauben. Sie konnten sich untereinander und mit allen anderen Lebensformen telepathisch verständigen – auch mit Tieren, dem Wasser, den Pflanzen und mit Wesen aus anderen Universen.

Geführte Meditation

Ich empfehle Ihnen, die Meditation aufzunehmen, bevor Sie mit dem Elemi-Öl meditieren. Dann können Sie dem Text ganz entspannt zuhören, ohne ins Buch schauen zu müssen. Folgen Sie einfach der Vorbereitung auf eine geführte Meditation (Seite 34). Das Mandala kann Ihnen helfen, die meditative Erfahrung noch zu vertiefen.

Mein Name verknüpft Himmel und Erde miteinander. Ich bin die silberne Schnur oder die goldene Leiter, die diese Welt mit der nächsten verbindet. Ich bin die Nabelschnur zwischen Mutter Erde und Vater Himmel. Ich bin der Wegweiser für Seele und Geist.

Lass mich dich voller Freude und Vertrauen ins Licht führen. Ich helfe dir, damit du in deinem Zuhause im Jenseits von den Stimmen all deiner geliebten Menschen willkommen geheißen wirst. Lass mich dich über die heilige Schwelle führen. Ich hülle dich in einen Kokon aus Liebe und Hoffnung und Freude ein. Ich bin deine irdische Verbindung zum Himmel, dein Fahrschein ins Paradies.

Im Überblick

- ermöglicht die Transformation des Bewusstseins
- nimmt Sterbenden die Angst vor dem Tod
- wurde im alten Ägypten zum Einbalsamieren verwendet
- wirkt unterstützend bei allen wichtigen Veränderungen im Leben

- warmer, würziger Duft mit Noten von Balsam, Kiefer, Zitrone und Honig
- mit dem Kronenchakra verbunden

Gegenanzeigen

Verwenden Sie Elemi nicht, wenn Sie Rauschmittel und Stimulanzien jeglicher Art konsumieren, da es ihre Wirkung verstärken könnte.

Andrew litt unter schwerem Asthma und einer Herzerkrankung. Er hatte große Angst vor dem Sterben, die zum größten Teil eigentlich eine Angst vor dem Verlust der Kontrolle – über seinen Atem und andere Körperfunktionen – war.

Wir arbeiteten über ein Jahr lang an seinen Sorgen und Bedenken bezüglich seiner Gesundheit. Andrew gestand mir seine Ängste:

»Wenn ich während eines Asthmaanfalls nicht atmen kann, lähmt mich meine Angst vor dem Tod. Alle Bewältigungsfunktionen meines Körpers kommen zum Stillstand. Ich bin wie eingefroren. Selbst wenn jemand da ist und mich festhält, bin ich mit meiner Panik allein.

Es fühlt sich an, als würden mein Körper, meine Lungen und mein Herz gleich platzen. Ich bin der Ohnmacht nahe oder wünsche mir, das Bewusstsein zu verlieren, damit ich den Anfall nicht mitkriege. Lieber bewusstlos sein als nicht zu wissen, ob man überleben oder sterben wird. Ich kann in diesem Moment nicht entspannen, meditieren, gleichmäßig atmen oder mich beruhigen. Ich muss den Anfall überstehen und kann nur hoffen, dass er gut ausgeht.

Oft dauert der Anfall ein paar Minuten, manchmal sogar bis zu zwei Stunden lang. Mein Darm und meine Blase möchten sich dann entleeren, und das tun sie auch und ich kann nichts dagegen tun. Das ist mir sehr peinlich, aber ich habe keine Kontrolle über meinen Körper.

Ich weiß, dass das auch passiert, wenn Menschen sterben. Ihre Körperfunktionen geben einfach auf. Ich habe das schon im Krankenhaus erlebt, und nachts, wenn ich schwere Anfälle hatte. Dann wünschte ich mir den Tod, um das nicht mehr mitmachen zu müssen. Ich dachte mir, dass der Tod einfacher wäre, als zu versuchen, einen Asthmaanfall zu überstehen.

Mittlerweile habe ich jeden Tag Probleme mit dem Atmen und stehe wohl jeden Tag an der Schwelle zum Tod. Meine Lunge könnte jederzeit einfach ihren Geist aufgeben. Oder, wie mein Arzt immer sagt: Unter dem Druck des Anfalls wird mein Herz einfach ›PLOPP!‹ machen.

Das macht mir echte Angst, da ich absolut keine Kontrolle darüber habe. Ich kann meine Lunge oder meinen Körper nicht steuern. Die Angst übernimmt das Ruder.«

Normalerweise tragen wir Seelenbegleiter ein heiliges Öl nicht direkt auf die Haut des Klienten auf, sondern geben es in unsere Hände und übertragen die Energie des Öls durch Berührung des Körpers oder der Aura des Klienten. Doch Andrew und ich sprachen in einer unserer letzten Sitzungen über das Übergangs- oder Segensritual der Salbung, das uns von Ängsten befreit. Andrew wollte, dass ich ihn auf dem Kronenchakra (auf dem Scheitel) salbte, um seine Absicht, an seinen letzten Ängsten zu arbeiten, auszudrücken. Also tat ich das.

Danach sagte er zu mir:

»Der Akt des Salbens brachte eine gewisse Leichtigkeit und Anmut in eine festgefahrene, traumatische Situation. Es war, als würde etwas Schweres, Beklemmendes von mir genommen und stattdessen ging die Sonne auf.«

Wir arbeiteten mit dem Elemi-Öl, bis Andrew drei Monate später unerwartet verstarb. Seine Partnerin sagte mir später, dass er friedlich und lächelnd im Schlaf gestorben war, nachdem er am Tag zuvor noch einige schöne Gärten besucht hatte.

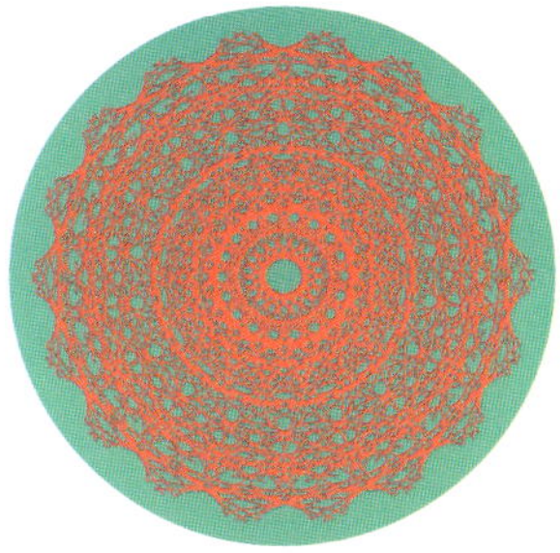

Engelwurz: die Lehrmeisterin

»Es ist eine besondere Fähigkeit großer spiritueller Lehrer, die Dinge zu vereinfachen. Eine besondere Fähigkeit ihrer Schüler ist es, sie wieder zu verkomplizieren. Oft müssen wir die Botschaft eines Meisters von ihrem angehäuften komplizierten Ballast befreien, um zu ihrem Kern zu finden.«

Julia Cameron

Engelwurz ist mein persönliches Kraftöl. Es hat eine feine, sehr hohe Schwingung und öffnet uns den Zugang zu Informationen, die unser höheres Selbst bereits kennt, aber auch zu Wissen aus vergangenen Leben.

Dieses Öl hat eine freundliche, sanfte Energie, mit der man sich leicht verbinden kann. Es ermutigt uns, Fragen zu stellen, gibt aber keine direkten Antworten, um uns nicht in eine bestimmte Richtung zu lenken. Es führt uns mit Bedacht und teilt oft unerwartete und überraschende Erkenntnisse mit uns.

Botanische Informationen

Es gibt ungefähr 60 Arten der Engelwurz, aber das ätherische Öl wird durch Dampfdestillation aus der Art Angelica archangelica gewonnen. Diese stattliche Pflanze ist in Europa und Teilen Asiens beheimatet und wird bis zu zweieinhalb Meter hoch. Ihre dicken, pelzigen Stiele (die kandiert und als Dekoration von Speisen verwendet werden), gefiederten Blätter und großen Blütendolden verleihen ihr einen markanten Charme. Die Engelwurz ist oft nur kurzlebig, obwohl sie eine robuste Staude ist, aber sie sät sich oft selbst wieder aus.

Das Engelwurz-Öl wird aus den Wurzeln oder Samen der Pflanze gewonnen. Das Wurzelöl ist anfangs farblos, verfärbt sich mit der Zeit gelb und hat einen erdigen Geruch. Das Öl, das aus den Samen hergestellt wird, ist farblos und riecht würzig.

Legenden und Historisches

Wie der Name schon sagt, hat das Engelwurz-Öl eine starke Verbindung zum Reich der Engel, besonders zum Erzengel Michael, dem stärksten aller spirituellen Krieger, der auch ein Lehrer göttlicher Wahrheit ist.

Er schenkt allen, die ihn darum bitten, seinen geistigen Schutz. Seine Energie signalisiert, dass man sich mit ihm besser nicht anlegen sollte. Im Engelwurz-Öl wird seine reine, ungezügelte Kraft in eine aromatische Substanz destilliert. Trotz seiner Feinheit und Erhabenheit ist das Öl nicht zimperlich und erwartet von uns, dass wir unseren Beitrag zu unserem Heilungsprozess leisten.

In der Vergangenheit sagte man, dass die Engelwurz den bösen Blick abwehren, Zauber bannen und Flüche aufheben konnte. Sie schützt uns vor dunklen Mächten. Außerdem ist sie mit dem heiligen Geist verbunden.

Karmelitergeist ist ein stärkendes Heilmittel aus dem Sud von Angelikawurzeln. Es wurde angeblich im Jahr 1611 von den Karmelitermönchen in Paris erstmals hergestellt und soll auch vor bösen Mächten schützen.

Anderen Quellen zufolge teilte ein Engel im Jahr 1655 einem englischen Mönch mit, dass die Engelwurz ein Heilmittel für die Pest sei. (Die Krankheit hatte in diesem Jahr England erreicht und tausende Menschen das Leben gekostet.) Daraufhin wurde die Engelwurz zu einer der wichtigsten Zutaten im »vortrefflichen Pest-Arzneimittel seiner königlichen Majestät«. Die Pflanze wurde um Klöster herum angebaut und »Engelsgras« genannt.

Esoterische Eigenschaften

Die Verbindung der Pflanze zu den Engeln bedeutet auch, dass sie uns den Schutz dieser Wesen zukommen lässt. Sie stärkt unsere Aura, sodass wir uns leichter auf das Göttliche und die geistigen Sphären einstimmen können, uns aber gleichzeitig auch mit der physischen Welt verbinden. Der Schutz vor negativen Energien, Gefühlen und Situationen, den die Engelwurz uns bietet, macht sie zu einem so wertvollen Öl für Heilarbeit.

Die Engelwurz kann die feine Energie der Engel umwandeln, sodass sie zu unseren dichten menschlichen Schwingungen passt. Sie ist auf manche Personen abgestimmt und verleiht ihnen die Rolle von »irdischen Engeln«, die verängstigte oder traumatisierte Menschen beschützen. Die Engelwurz hat eine mächtige Präsenz, die durch ihre erhabene Engelsenergie Mut und Liebe verbreitet.

Wenn wir uns auf eine schamanische Reise begeben, fühlen wir uns oft wie bei einer »Prüfung des Wahnsinns«. Die Engelwurz beschützt uns, während wir uns diesen Erfahrungen öffnen.

Anwendungsgebiete

Wir können den Geist des Engelwurz-Öls in jeder Situation um Mut, Kraft und Hilfe bitten. Wenn Sie einen Ort besuchen, an dem sich negative Energien befinden, wird Sie die Engelwurz beschützen – aber nur, wenn Sie auch darum bitten.

Die schützenden Eigenschaften der Engelwurz helfen auch bei energetischen Angriffen oder im Umgang mit den Auswirkungen nach einem solchen Angriff. Auch vor »Energievampiren« – die von Ihrer Energie zehren und Sie bis zur Erschöpfung auslaugen – kann uns die Engelwurz beschützen. Wenn Sie Klarheit brauchen, um in die Herzen anderer Menschen zu blicken, ist die Engelwurz die geeignete Wahl.

Verwenden Sie die Engelwurz auch für Rituale, in denen Sie die energetischen Bänder, die Sie an toxische Menschen oder problematische Situationen binden, durchtrennen. Das Öl ist auch ein wirkungsvolles Hilfsmittel, um angehaftete Geister und andere Wesenheiten zu befreien.

Karmischer Ursprung

Wie ihr Name schon verrät, hat die Engelwurz eine karmische Verbindung zu den Engeln. Gemäß dem heiligen Thomas von Aquin, der von den Schriften des Pseudo-Dionysios Areopagita beeinflusst war, besteht das Reich der Engel aus neun Engelschören, von denen jeder eine bestimmte Aufgabe hat:

- die Seraphim, die den Thron Gottes bewachen
- die Cherubim, die alles wissen
- die Throne, die Gottes Entscheidungen ausführen
- die Herrschaften, die die Herrlichkeit Gottes manifestieren
- die Mächte, die Wunder erschaffen und Menschen Mut verleihen
- die Gewalten, die gegen die Mächte des Bösen kämpfen

Geführte Meditation

Ich empfehle Ihnen, die Meditation aufzunehmen, bevor Sie mit dem Engelwurz-Öl meditieren. Dann können Sie dem Text ganz entspannt zuhören, ohne ins Buch schauen zu müssen. Folgen Sie einfach der Vorbereitung auf eine geführte Meditation (Seite 34). Das Mandala kann Ihnen helfen, die meditative Erfahrung noch zu vertiefen.

Ich bin die »göttliche« Lehrerin aller Lehrer. Ich schlage eine Brücke zwischen den sichtbaren und den unsichtbaren Welten. Meine Präsenz öffnet eine Tür zwischen Körper und Geist.

Um den Körper zu heilen, müssen wir den Geist heilen und ihn in Licht baden, um Risse und Löcher, durch die die Dunkelheit eintreten konnte, zu reparieren.

Ich kann dir die energetischen Ursachen von Krankheiten intuitiv oder in der mythischen Sprache der Träume zeigen. Ich sporne dich an, mit Begeisterung und Sinn zu arbeiten und mit Mut zu reisen, beseelt und bestärkt durch das Licht in deinem Herzen.

Verwende mich in heiligen Ritualen, um Wachstum und Bedeutung in deinem Leben zu finden. Wenn du durch das unerforschte Gebiet des Geistes wandelst, wirst du einen Blick auf das »Ganze« bekommen. Du wirst erkennen, dass weise Gedanken und Fähigkeiten die starren Fesseln der Angst und Ungewissheit lösen werden, damit du deine innere Kraft im Licht entfalten kannst.

- die Fürsten, die die Religionen der Welt beschützen
- die Erzengel, die das Bindeglied zwischen Gott und den Menschen sind
- die Engel, die in direktem Kontakt mit den Menschen stehen

Im Überblick

- Verbindung zum Erzengel Michael
- hilft uns, auf eine höhere Bewusstseinsebene aufzusteigen
- öffnet unser Herz
- schützt vor negative Energien und Gefühlen
- erdiger oder würziger Duft
- mit dem Herzchakra verbunden

Gegenanzeigen

- Das Öl aus den Samen der Engelwurz birgt weniger Risiken als jenes, das aus den Wurzeln hergestellt wird.
- Beide Engelwurz-Öle sind Emmenagoga (Mittel, die eine Menstruation auslösen können) und sollten daher nicht in der Schwangerschaft angewandt werden.
- Beide Engelwurz-Öle können phototoxisch wirken (können unter Einwirkung von UV-Licht chemisch reagieren, sodass es zu Blasenbildung und Rötungen der Haut kommen kann). Darum sollten sie nicht direkt auf der Haut angewandt werden.
- Diabetiker sollten keines der beiden Engelwurz-Öle verwenden.

Emily ist eine junge Frau, die angefangen hat, als Heilerin zu arbeiten. Sie ist sehr begabt und dafür bekannt, Krankheiten schnell zu erkennen und zu heilen. Viele Menschen kommen in ihre Praxis.

Schon bald fühlte sie sich jedoch zunehmend belastet und niedergeschlagen. Emily gab in ihrer Arbeit so viel von sich selbst, dass es ihr vorkam, die Krankheiten ihrer Klienten anzunehmen. Sie spürte auch, wie sich um sie herum dunkle Energien sammelten, die von ihrer Lebenskraft zehrten – als hätten sich Geister an sie angehaftet. Emily wusste nicht, wie sie damit umgehen sollte und wollte sogar schon ihren Beruf aufgeben:

»Ich fühlte mich einsam, verloren und entmutigt. Ich konnte dieses Gefühl der Unruhe in mir nicht ignorieren. Es war wie eine spirituelle Krise. Ich war an meine Grenzen gestoßen und fühlte mich, als ob ich mich auflöste.

Am Ende eines langen Tages, nach acht Klienten, musste ich eine Entscheidung treffen. Ich wusste, so konnte ich nicht weitermachen.

Ich setzte mich hin, weinend und erschöpft, und bat einfach um Hilfe. Nach einer Weile senkte sich eine Stille auf mich herab und dann blies ein Windstoß durch den Raum. Mit meinem inneren Auge sah ich ein blaues Licht aufblitzen und ein Kraftfeld baute sich um meinen Körper auf. Wie aus dem Nichts legten sich zwei Hände auf meine Schultern und ich spürte ein liebliches Gefühl der Gelassenheit. Ich fragte: ›Wer bist du?‹, und der Name ›Michael‹ tauchte in mir auf. Ich wusste ganz genau, wer diese engelhafte Präsenz war.

Ohne Worte sagte mir der Erzengel Michael, dass ich frei von allen Wesen und Energien war, und dass mich von nun an ein schützendes Energiefeld umgeben würde. Ich musste nur um Hilfe bitten und es würde sich aufbauen.

Später fiel mir ein, dass auf dem Regal in meinem Schlafzimmer eine Flasche mit ätherischem Engelwurz-Öl stand. Ich öffnete sie und atmete den Duft ein. Er passte zur Energie, die *ich spürte, als mich der Erzengel Michael besucht hatte. In meinem Inneren tauchte ein Symbol auf, das ich sofort aufzeichnete, da ich wusste, dass es mir der Engel als Zeichen geschickt hatte.*

Nun male ich mit dem Engelwurz-Öl und meinem Finger immer ein Schutzsymbol auf die Tür meines Behandlungsraums, bevor ich Klienten empfange. Es hält mich rein und schützt mich vor den Energien, Gefühlen und Krankheiten anderer Menschen.

Wenn ich mich mit dem Erzengel Michael verbinde, spüre ich seine warme, liebevolle Energie. Er hat ein feuriges Temperament und begrüßt uns mit bedingungsloser Liebe, ungeachtet unserer gegenwärtigen Umstände. Er hat mir auch beigebracht, mich um mich selbst zu kümmern.«

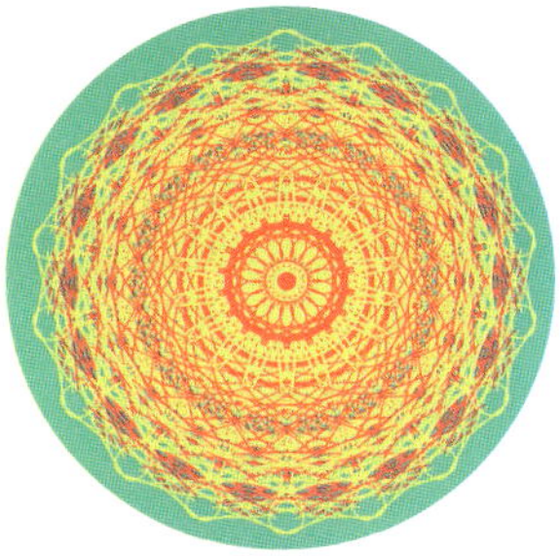

Fragonia: Übergänge und Wandlungen

»Wir meditieren über das Licht der göttlichen Sonne. Möge es unseren Geist erleuchten.«

das Gayatri-Mantra der Veden

Wer einmal mit Fragonia-Öl gearbeitet hat, wird nie mehr darauf verzichten wollen. Sein Licht und seine freudvolle Energie beleben den Geist und verleihen uns Optimismus und Ausgeglichenheit. Die Einfachheit und der Charme dieses fröhlichen, sonnigen Öls wirken unschuldig und kindlich und sein Duft überrascht: »Oh, das riecht aber gut«, sagen viele und atmen das Aroma noch tiefer ein. Der Geist dieses Öls ist sonnenhell.

Botanische Informationen

Fragonia (Agonis frangrans) wächst nur in bestimmten Regionen im Westen Australiens. Die Pflanze ist ein kleiner immergrüner Strauch, der etwa zweieinhalb Meter hoch wird und kleine weiße Blütenbüschel bildet. Aufgrund des feinen Dufts dieser Blüten wurde die Pflanze ursprünglich für die Floristik gezüchtet. Das ätherische Öl wird durch Dampfdestillation aus den Blättern und Zweigen gewonnen.

Fragonia ist ein recht neues Öl, das erst seit 2005 hergestellt wird. Es ist das einzige ätherische Öl, dessen Name eine eingetragene Marke ist. Damit wird gewährleistet, dass alle Öle mit diesem Namen demselben Chemotyp angehören.

Legenden und Historisches

Da es das Öl noch nicht so lange gibt, existieren keine Legenden und historischen Fakten zu Fragonia. Dennoch ist es aufgrund seiner sehr ungewöhnlichen Chemie ein bemerkenswertes Öl. Es ist das einzige Öl, dessen chemische Bestandteile fast perfekt ausbalanciert sind: Seine Oxide, Monoterpene und Monoterpenoide sind in einem Verhältnis von 1:1:1 enthalten. Diese Zusammensetzung nennt man auch den »goldenen Schnitt«, was zu Fragonia passt, da das Öl mit Harmonie und dem kosmischen Gleichgewicht assoziiert wird. Der goldene Schnitt ist auch ein wichtiges Element der heiligen Geometrie, also den heiligen Symbolen und Formen, aus denen alles Existierende aufgebaut ist.

Esoterische Eigenschaften

Dieses Öl kommt genau zur rechten Zeit. Ich glaube, dass es sich manifestiert hat, um der Menschheit zu helfen, sich an die ansteigenden Schwingungen des Bewusstseins der Erde anzupassen. Fragonia kommt von der Sonne und ist mit dem Sonnengott Ra verbunden. Das Öl strahlt helle Energie aus, berührt alles mit seinem Licht und hebt alles in seinem Umfeld auf eine höhere Ebene.

In der spirituellen Arbeit wird es verwendet, um das Gleichgewicht wiederherzustellen. Darum ist es das perfekte Öl für Veränderungen jeder Art. Es verleiht uns ein Gefühl der Sicherheit und Harmonie und bringt Klarheit in konfuse Gedanken.

Für die Seelenbegleitung, also die ganzheitliche, spirituelle Betreuung von Sterbenden, ist Fragonia die erste Wahl. Es hilft den Betroffenen auf vielerlei Weise im Umgang mit den Veränderungen, die auf körperlicher, seelisch-spiritueller und emotionaler Ebene stattfinden.

Wenn wir das Fragonia-Öl verwenden, schenkt es uns Ruhe, Harmonie und Optimismus. Wir nennen es scherzhaft »Gin Tonic in der Flasche«, denn es belebt nicht nur den Geist der Schwerkranken, sondern baut auch die Heiler nach ihrer fordernden Arbeit wieder auf. Ich frage mich, wie wir es je ohne dieses Öl ausgehalten haben.

Fragonia bringt einen frischen Wind, der zu diesem »neuen Zeitalter« sowie zu der Arbeit mit Sterbenden und zu großen Lebensveränderungen passt – vielleicht weil es ein noch so junges Öl ist. Es leitet Veränderungen auf sanfte Weise ein, indem es uns wieder auf unsere innere Mitte ausrichtet, sodass wir die Weisheit unserer Seele empfangen und blockierte Emotionen lösen können, während wir in schwierigen Situationen unser Gleichgewicht und unseren inneren Frieden wiederherstellen. Es hält uns fest, während wir loslassen und darauf vertrauen, dass jede Veränderung in unserem Leben der Entwicklung unserer Seele dienen wird.

Anwendungsgebiete

Die Hauptbotschaft, die uns Fragonia mit auf den Weg gibt, lautet: »Mach dir keine Sorgen, ich stehe diese Krise mit dir durch.« Fragonia unterstützt uns in Phasen der Ungewissheit, etwa bei einem Umzug, beim Auswandern in ein anderes Land, in einem neuen Job, beim Anfang oder Ende einer Beziehung, beim Beginn eines neuen Projekts oder in jeder anderen Situation, die unser Leben entscheidend verändert. Das Öl ist ein weiser Gefährte, der es in sich hat und obendrein noch nach Sonne duftet.

Bei der Sterbebegleitung zeigt Fragonia seine ganze Kraft. Der Sterbeprozess geht mit vielen energetischen Veränderungen einher, während der Sterbende sich aus seinem Körper zurückzieht und sich in ein spirituelles Lichtwesen verwandelt.

Eine Anmerkung für Heiler: Der Duft von Fragonia wird von Menschen, die sich einer Chemotherapie unterziehen, in der Regel gut vertragen, während die intensiven Gerüche anderer Öle bei den Patienten Übelkeit verursachen können.

Karmischer Ursprung

Fragonia hat eine karmische Verbindung mit dem verlorenen Land Lemurien im Pazifischen Ozean (Seite 71).

Im Überblick

- eine mächtige, kraftvolle Pflanzenintelligenz mit einer Mission
- hebt die Stimmung und verbreitet Optimismus
- wirkt unterstützend bei jeder Art von Veränderung
- wird auch von Chemotherapie-Patienten gut vertragen
- würziger Duft mit Honig- und Zitrusnoten
- mit dem Solarplexuschakra verbunden

Geführte Meditation

Ich empfehle Ihnen, die Meditation aufzunehmen, bevor Sie mit dem Fragonia-Öl meditieren. Dann können Sie dem Text ganz entspannt zuhören, ohne ins Buch schauen zu müssen. Folgen Sie einfach der Vorbereitung auf eine geführte Meditation (Seite 34). Das Mandala kann Ihnen helfen, die meditative Erfahrung noch zu vertiefen.

Nimm mich an und ich schenke dir Ruhe. Ich habe die Farbe des Bernsteins. Ich bewege mich wie Ebbe und Flut, hinein und hinaus, wie der Atem in deinem Körper. Ich habe die Eigenschaften der Wassergeister und bin hier, um zu heilen und das Gleichgewicht wiederherzustellen, sodass sich alles wieder zum Guten wendet.

Ruf mich, wenn du erschöpft bist vor Schmerzen oder Angst oder der ständigen Sorge, dass du es nicht mehr schaffst. Ich kann deine Verbindung mit deinem höheren Selbst stärken und erinnere dich an dein wahres Wissen, das du vergessen hast. Ich helfe dir, wenn du dich im Umgang mit deinen Gefühlen unsicher und ängstlich fühlst. Ich erfülle jeden Augenblick mit Leichtigkeit und Kraft und ich unterstütze dich auf deinem Weg von einer Frequenz zur nächsten. Ich dufte wie die honigsüße Wärme der immerhellen Sonne. Ich bin süß. Ich singe und lache mit dir. Nimm meine Freude und meine Stärke an.

Gegenanzeigen

Keine unerwünschten Wirkungen bekannt.

Anne war im vergangenen Jahr dreimal umgezogen. Sie litt unter Erschöpfung. Nun sollte sie zu ihrem Freund Simon ziehen – nach Alaska, wo er als Wissenschaftler arbeitete. Sie liebte Simon und wollte bei ihm sein, aber sie hatte Bedenken, so weit von ihren Freunden und ihrer Familie entfernt zu leben. Als sie davon hörte, dass Fragonia bei Veränderungen hilft, bat Anne ihre Massagetherapeutin, das Öl zusammen mit einem Basisöl anzuwenden. Anne ging einmal pro Woche zur Massage, weil sie unter Rückenbeschwerden litt.

Während der Massage mit Fragonia sah Anne wunderschöne Farben, obwohl ihre Augen geschlossen waren. Als sie Simon beschrieb, wie die Farben ausgesehen hatten, sagte er, dass er sich das Polarlicht so vorstellte. Anne war fasziniert und begann zu malen. Sie versuchte, die Farben und Formen in Bildern darzustellen. Schließlich wollte sie mehr über das Polarlicht erfahren und sie informierte sich gründlich über dieses Naturphänomen, das sich so intensiv in ihr bemerkbar machte.

Es kam ihr vor, als wäre ein Licht in ihr angegangen. Sie schien zu leuchten und das dumpfe Gefühl in ihrem Kopf war verschwunden. Nun war sie bereit für die bevorstehenden Veränderungen. Bis heute glaubt sie, dass Fragonia für diesen positiven Sinneswandel verantwortlich war.

Galbanum: Portale öffnen

»Man muss wissen, dass sich jeder einzelne Mensch, von der Geburt an bis zum Moment des Übergangs am Ende dieser körperlichen Existenz, in der Gegenwart von Helfern oder Schutzengeln befindet, die auf uns warten und uns von diesem Leben in das Leben nach dem Tod geleiten.«

Elisabeth Kübler-Ross

Für Myrrhophoren ist die Arbeit mit den Seelen der Verstorbenen ein heiliger Aspekt ihrer Tätigkeit, den man auch Psychopompos-Arbeit nennt. Diese Bezeichnung stammt vom altgriechischen Wort für einen Begleiter der Seelen. Psychopompoi sind auf vielerlei Weise tätig. Sie halten heilige Rituale ab, arbeiten als Medium oder im Sitzkreis mit anderen. Sie sind auch Seelenretter, Hohepriester und Schamanen und haben daher eine Verbindung zu den kürzlich verstorbenen, verlorenen Seelen, die nach dem Weg ins Licht suchen, aber auch zu großen Gruppen von Seelen, die nach einer Katastrophe, etwa nach einem Tsunami oder in einer Schlacht, ums Leben kamen.

Viele Psychopompoi verrichten ihre Dienste ganz unauffällig in Krankenhäusern, Hospizen und in ihrem Umfeld. Manche tun das in ihrem Beruf, andere im Schlaf und in der Meditation, oft ohne sich ihres spirituellen Wirkens überhaupt bewusst zu sein.

Diese wichtige, intensive Arbeit muss mit der richtigen Absicht und immer mit Ehrfurcht und Mitgefühl ausgeübt werden. Das Galbanum-Öl wird schon seit langer Zeit zur Unterstützung dieser rituellen Seelenarbeit angewandt und kann eine Brücke über die Schwelle zum Jenseits schlagen.

Botanische Informationen

Das Galbanum-Öl wird durch Destillation aus dem milchigen Harz der Pflanzen der Gattung Ferula gewonnen, unter anderem aus Ferula galbaniflua, die in den Bergen des Nordirans wächst. Die Stängel der Pflanzen werden an ihrem unteren Ende angeschnitten, damit das duftende Harz austritt und aufgefangen werden kann. F. galbaniflua wird bis zu zwei Meter hoch und trägt weiße Blütendolden.

Legenden und Historisches

Im Altertum wurde das Galbanum-Öl wegen seiner ritualistischen und mystischen Eigenschaften geschätzt, da es leicht betäubend wird und traumartige Zustände hervorrufen kann. In der Bibel wurde es als eine der Spezereien des heiligen Räucherwerks erwähnt. Auch die alten Ägypter und Römer räucherten damit und verwandten es zur Einbalsamierung sowie als Zutat in Kosmetika und Parfums.

Galbanum ist für heilige Arbeit äußerst mächtig, aber nur wenig wurde über diesen Aspekt des Öls geschrieben, vermutlich um zu verhindern, dass das Wissen in die falschen Hände gerät.

Morgan le Fey, eine Seelenbegleiterin aus der britischen Artussage und die Halbschwester des Königs Artus, soll manchen Quellen zufolge Sterbende mit Galbanum-Öl gesalbt haben.

Esoterische Eigenschaften

Galbanum ermöglicht es uns, unseren »Lichtkörper« auszudehnen, um Portale zu öffnen. (Ein Portal ist ein interdimensionaler Durchgang zwischen verschiedenen Realitäten.) Dieses Öl erfordert einen sehr vorsichtigen Umgang, da sein Energiefeld so mächtig ist.

Neben seinem Nutzen in der Psychopompos-Arbeit ist Galbanum auch ein Lehrer der Seele und offenbart Ihnen vielleicht geheimes Wissen – zum Beispiel Einblicke in Ihre eigenen Schattenaspekte oder in vergangene Leben (die vielleicht schmerzhafte Erinnerungen wecken) oder Informationen aus kosmischen Zeitkrümmungen.

Galbanum ist ein Öl für erfahrene spirituelle Praktiker und sollte nicht leichtfertig oder von Laien verwendet werden.

Anwendungsgebiete

Wenn Sie Kontakt zu Verstorbenen und Ahnen aufnehmen möchten, können Sie Galbanum um Hilfe bitten. Das Öl hilft auch Menschen, die Suizid begangen haben und nicht wissen, wo im Jenseits sie sich nun befinden. Gegebenenfalls kann es auch für Heilungsrituale für diese Seelen verwendet werden.

Galbanum heilt sogar das seelische Trauma, das ein plötzlicher Tod verursachen kann, zum Beispiel, wenn der Sterbende sehr schnell oder auf schockierende Weise ums Leben kam, etwa durch einen Unfall oder Mord. Das Öl lindert das Leid der Seele, die im Moment des Sterbens extreme Angst hatte oder unter Schock stand.

Karmischer Ursprung

Galbanum hat eine karmische Verbindung mit Sirius. Der Hundsstern Sirius ist der hellste Stern im Sternbild Großer Hund sowie der hellste Stern am Nachthimmel. In der Mythologie der alten Ägypter spielte

Sirius eine wichtige Rolle. Eine der Theorien über die Cheopspyramide besagt, dass der südliche Schacht des Bauwerks genau auf den Stern Sirius ausgerichtet war. Viele esoterische Gemeinschaften halten den Stern Sirius für die Heimat der großen metaphysischen und spirituellen Lehrer, die auf der Erde gelebt haben.

Geführte Meditation

Ich empfehle Ihnen, die Meditation aufzunehmen, bevor Sie mit dem Galbanum-Öl meditieren. Dann können Sie dem Text ganz entspannt zuhören, ohne ins Buch schauen zu müssen. Folgen Sie einfach der Vorbereitung auf eine geführte Meditation (Seite 34). Das Mandala kann Ihnen helfen, die meditative Erfahrung noch zu vertiefen.

Ich bin der Herr der Schwelle. Unter meiner Führung ist es dir möglich, die interdimensionalen Portale zu betreten, sodass wir mit den Geistern und Seelen der Verstorbenen kommunizieren können.

Die Seele, die du betreust, hat sich vielleicht allmählich von der ursprünglichen Quelle entfernt, und die Schleier zwischen den geistigen und materiellen Dimensionen haben sich aufgrund von verworrenen Energiebändern verdichtet und müssen bereinigt werden.

Wir öffnen die Portale mit reinem, strahlendem Licht. Die interdimensionalen Wesen sind unsere Führer. Das Ausmaß ihrer spirituellen Entwicklung entzieht sich dem menschlichen Verstand, aber du kannst von ihnen lernen und sprichst die gemeinsame Sprache des Göttlichen, um den kosmischen Plan zu verstehen.

Du wirst alle Gaben erhalten, die du für diese Reise und für diese göttliche Arbeit benötigst. Und so möge es sein.

Im Überblick

- unterstützt rituelle Seelenarbeit
- schlägt eine Brücke zwischen den Lebenden und den Toten
- lindert das Seelentrauma der Verstorbenen
- frischer, grasiger Duft mit holziger Unternote
- mit dem Kronenchakra verbunden

Gegenanzeigen

- Galbanum ist ein Emmenagogum (kann eine Menstruation auslösen) und sollte daher auf keinen Fall während der Schwangerschaft verwendet werden.
- Galbanum ist ein sehr heiliges Öl, das mit angemessenem Respekt behandelt und nur von sehr erfahrenen Praktikern verwendet werden sollte.

Michael und Susan wohnten in einem idyllischen strohgedeckten Cottage im englischen Dorset. Ihr Häuschen lag an einem ruhigen Feldweg, der nachts ganz verlassen und still war. Dennoch litten beide unter schrecklichen Albträumen von lauten Schlachten, getöteten Männern und Pferden, Kämpfen und Blutvergießen. Mehrmals in der Woche wachten sie erschrocken auf und hielten sich voller Angst aneinander fest.

»Was ist das?«, fragte mich Susan, als wir uns einmal im Dorfladen über den Weg liefen. »Wir essen sogar abends nichts mehr, falls es von einer Nahrungsmittelunverträglichkeit kommt.«

Sie lud mich zu sich nach Hause ein, um zu sehen, ob ich irgendetwas Ungewöhnliches im Haus wahrnehmen würde. Alles wirkte friedlich und behaglich, auch ihre Katzen schliefen zufrieden in der Küche (was meistens ein gutes Zeichen ist).

Ich hatte ein Fläschchen Galbanum-Öl bei mir. Nachdem wir Kaffee getrunken hatten, saßen wir still da, tupften uns ein paar Tropfen des Öls auf die Stirn (um das dritte Auge zu aktivieren) und stimmten uns auf die geistige Welt ein.

Fast sofort hörte ich, wie ein Mann Befehle schrie. Steine und Splitter flogen über meinen Kopf und ich hörte galoppierende Pferde. Der Geruch von Blut und Schießpulver lag in der Luft. Dann knallte es einige Male laut. Ich zog mich so schnell wie möglich aus der Szene zurück, und Susan auch.

Auf einmal ergab alles einen Sinn. Der Platz, an dem das Haus von Michael und Susan stand, war ein Schlachtfeld gewesen. Viele Seelen befanden sich immer noch an diesem Ort und wussten nicht, was mit ihnen geschehen war. In der folgenden Woche besuchte ich Susan noch einmal und verwendete Galbanum in einem befreienden Segensritual, um die Seelen ins Licht zu führen.

Im historischen Archiv fand Susan heraus, dass während des Englischen Bürgerkriegs im 17. Jahrhundert mehr als 100 Männer aus unserem Dorf verwundet oder getötet worden waren, als sie ein Herrenhaus vor einem Angriff verteidigten. Seit unserer spirituellen Arbeit schlafen Michael und Susan wieder ungestört.

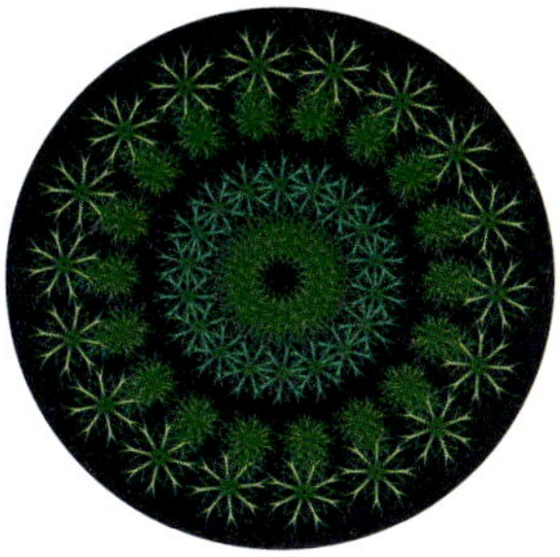

Indisches Basilikum: göttliche Lebenskraft

»Statt sich über die Dinge, die Sie nicht ändern können, Sorgen zu machen, stecken Sie Ihre Energie lieber in das, was Sie erschaffen können.«

Roy T. Bennett

Basilikum wird seit über 5000 Jahren kultiviert und als Heilpflanze verwandt. Das Öl des Basilikums hat eine hochfrequente, positive Energie, die den Fluss des »Chi«, der Lebenskraft, stimuliert. Es fördert Kreativität und verbessert die Konzentration. Außerdem erweckt es die Seele und belebt den Geist wie ein frischer Wind.

Botanische Informationen

Es gibt über 100 Arten von Basilikum, deren Duft sich leicht voneinander unterscheidet. Jede Art riecht frisch und in allen Aromen finden sich grasige, würzige Kräuternoten, die Geist und Seele beleben. Die Blätter werden als Kräuter verzehrt und bringen Farbe, Geschmack und verschiedene Nährstoffe in die Speisen. Aber das Indische Basilikum (Ocimum tenuiflorum) hat noch etwas anderes zu bieten – eine gebündelte, hochfrequente Schwingung, die unser inneres heiliges Feuer entfacht.

Legenden und Historisches

Das Indische Basilikum und seine Verbindung zum Göttlichen wird in vielen Religionen und spirituellen Gemeinschaften geschätzt, ganz besonders im Hinduismus, wo es auch heute noch zu den wichtigsten Pflanzen der ayurvedischen Medizin gehört und für seine heilende Wirkung auf Körper und Seele bekannt ist.

In Indien heißt das Indische Basilikum tulsi, ein Wort aus dem Sanskrit, das »die Unvergleichliche« bedeutet. Viele hinduistische Familien pflanzen Tulsi-Basilikum vor ihrer Haustür an, um positive Energie und Wohlstand anzuziehen. Auch in Tempelhöfen sieht man oft Basilikumpflanzen. Die indische Stadt Varanasi ist bekannt für ihren fürsorglichen Umgang mit Sterbenden und Verstorbenen. Menschen, die dem Tod schon sehr nahe sind, werden dort mit Basilikumwasser besprengt, damit ihre Seelen den Weg ins Jenseits leichter finden.

Die hohe Frequenz des heiligen Basilikums unterstützt diesen Übergangsprozess auf energetischer Ebene – es gibt den Menschen die Energie, um bewusst sterben zu können. Darum ist sein Öl ein wichtiges Hilfsmittel für Seelenbegleiter und ihre Patienten.

Esoterische Eigenschaften

In der Esoterik wird die Energie des Indischen Basilikums mit Inspiration assoziiert, aber auch mit dem Willen, mit göttlicher Kraft zu leben und Dinge zu erschaffen. Das Wort »inspirieren« geht auf das griechische Wort pneuma – »atmen« – zurück. Wenn wir freudlos, missmutig und der Welt überdrüssig sind, wird unsere Atmung flacher. Das Indische Basilikum gibt uns die Energie, tief zu atmen und unsere Lethargie zu überwinden, sodass unsere freudvolle Inspiration zurückkehrt.

Die Energien des Indischen Basilikums wirken auf verschiedenen Wegen auf uns ein – unter anderem öffnen sie unser Kronenchakra und stärken unsere Kraft. Das kann uns zum Beispiel dabei helfen, nach negativen Erfahrungen wieder ein besseres Selbstwertgefühl zu entwickeln.

Man kann das Öl auch für rituelle Energiearbeit verwenden, etwa zum Lösen oder Durchtrennen von energetischen Verknüpfungen, die Menschen an destruktive Beziehungen binden. Außerdem heilt es Konflikte und fördert ein harmonisches Miteinander zwischen Menschen, die sich feindlich gesonnen sind.

Das Indische Basilikum unterstützt auch unsere Persönlichkeitsentwicklung: Es öffnet unser drittes Auge, sodass wir mit dem Herzen sehen können und Situationen und Probleme aus einer anderen Perspektive betrachten.

Anwendungsgebiete

Dieses Öl fördert unsere persönliche Stärke und schenkt uns Selbsterkenntnis und Klarheit. Es löst uns aus negativen Beziehungen, indem es uns das Problem vor Augen hält und uns Mut und Kraft gibt, damit wir uns von diesen toxischen Menschen trennen können.

In der Esoterik wird es als Schutzöl (Seite 29) eingesetzt, zum Beispiel bei der Begleitung der Seelen von Verstorbenen (Psychopompos-Arbeit). Es wacht über die Schwelle zwischen dieser Welt und dem Jenseits.

Auch vor einem Ritual kann man das Öl zu Schutzzwecken verwenden. Wenn sich eine Seele während der Meditation oder im

Traum auf Astralreisen begibt, erleichtert das Indische Basilikum die Übergänge zwischen den Ebenen.

Karmischer Ursprung

Das Öl des Indischen Basilikums schwingt auf einer sehr hohen Frequenz. Es ist multidimensional und öffnet Portale zu anderen Ebenen, etwa zum Reich der Devas. Es hat eine karmische Verbindung zum Planeten Merkur und dem Gott Hermes.

MERKUR Dieser kleine Planet, der sich nie weiter als 28 Grad von der Sonne entfernt, ist der Bote des Tierkreises, so wie der Gott, nach dem er benannt wurde, der Bote der Götter war. Seine Nähe zur Sonne ist ein Hinweis darauf, dass er uns auf höchster Ebene hilft, unser Sonnenbewusstsein – also unseren Lebenszweck – zu verwirklichen. Der Merkur steht über allen physischen oder geistigen Kommunikationsformen. Darum steuert er unsere Fähigkeiten zu denken, mit anderen zu sprechen, Ideen zu verarbeiten und einzelne Informationen zu einem großen Ganzen zusammenzufügen. Der Merkur ist der Herrscherplanet des Sternzeichens Zwilling (dem er Wissbegierde, geistige Flexibilität und Redseligkeit bringt) und des Sternzeichens Jungfrau (bei dem er eine praktischere, strukturiertere Kommunikation fördert).

HERMES Der schelmische Hermes war der Götterbote der Griechen – bei den Römern hieß er Merkur. Er trug Flügelschuhe (Talarien), die ihn blitzschnell machten, und einen Heroldsstab (Caduceus), um den sich zwei Schlangen wanden. Hermes zeigte Reisenden – Göttern und Sterblichen – den Weg und war der Hüter der Kreuzungen und Übergänge. Eine seiner wichtigsten Aufgaben war seine Rolle als Psychopompos oder Seelenbegleiter. Er führte Seelen in den Hades und manchmal auch wieder aus dem Hades in die Welt der Sterblichen zurück, wie er es mit Persephone tat.

Geführte Meditation

Bereiten Sie sich auf die geführte Meditation vor, indem Sie der Anleitung auf Seite 34 folgen. Das Mandala kann Ihnen helfen, die meditative Erfahrung noch zu vertiefen.

Für eine kürzere Meditation mit dem Indischen Basilikum geben Sie einfach ein paar Tropfen des Öls auf Ihr Herzchakra und meditieren Sie jeweils fünf Minuten am Anfang und am Ende jeden Tages, um Energie und Inspiration zu empfangen.

Atme die Farbe Grün ein, wenn du mit mir meditierst, dann kannst du das Portal in andere Dimensionen der Realität erkennen und wirfst einen Blick auf die großen Lichtwesen, die uns von ihren höheren Bewusstseinsebenen aus helfen.

Wenn dir deine Welt öde, trist und glanzlos vorkommt, arbeite mit mir, um alte spirituelle Blockaden und vererbte Muster aufzulösen, damit Raum für Neues entstehen kann

Ich helfe dir, Verantwortung für neue, belebende Gedanken, Gefühle und Taten zu übernehmen. Ich heile alte karmische Muster, die der Harmonie deiner Beziehungen im Wege stehen.

Ich entferne die Überbleibsel aus vergangenen Leben oder deiner Kindheit und ich helfe dir, deine DNA neu auszurichten, sodass du dich zu einem bewussten Menschen entwickelst und im Einklang mit deiner Seelenaufgabe stehst.

Arbeite mit mir, damit du lernst, Verantwortung für deine persönliche Kraft zu übernehmen, und damit du erkennst, wie diese Kraft den Lebensweg anderer Menschen beeinflusst.

Ich schöpfe aus der Energie deines ätherischen Körpers, um die Frequenz deines physischen Körpers zu erhöhen, damit du wieder mitfühlende Liebe für dein tiefstes, unsterbliches Selbst empfinden kannst.

Im Überblick

- ein Schutzöl
- hilft, problematische Beziehungen aufzulösen
- hilft, negative emotionale Bindungen zu trennen
- grasiger, würziger Duft, der an Nelken erinnert
- mit dem Kronenchakra verbunden

Gegenanzeigen

Das Indische Basilikum ist ein Emmenagogum (kann eine Menstruation auslösen) und sollte daher auf keinen Fall während der Schwangerschaft verwendet werden.

Matthew hatte fünf Jahre lang die Kreativabteilung einer internationalen Werbefirma geleitet. Nun fühlte er sich leer und ausgebrannt. Seinen Kollegen sagte er davon nichts, aber sein kreatives Schaffen war an einem Tiefpunkt angelangt und er hatte den Eindruck, dass er nichts mehr zu geben hatte. Dennoch wurden ihm eine Beförderung und eine beträchtliche Gehaltserhöhung angeboten, damit er ein neues Produkt auf den Markt bringen konnte. Das war die Bestätigung für sein Können und stärkte sein Selbstvertrauen, aber dennoch hatte Matthew Angst, dass sein Team bald merken würde, wie ausgelaugt er eigentlich war.

Matthew plagte sich noch drei Monate lang mit seiner anspruchsvollen Aufgabe herum, bevor er auf Empfehlung seiner Yogalehrerin einen Termin mit mir vereinbarte.

»Wie bekomme ich meine Energie zurück?«, fragte er mich.

Ich schlug ihm das Indische Basilikum vor. Matthew verrieb etwas verdünntes Basilikum-Öl zwischen seinen Händen und atmete den Duft ein. Das machte er mehrmals täglich in der Absicht, seine Aura zu stärken. Das Indische Basilikum hat eine mächtige Verbindung zum Atem und wird oft gemeinsam mit Yoga-Praktiken angewandt.

Die transformative grüne Energie des Indischen Basilikums belebte Matthews Chakren, öffnete seine Lungen und ließ ihn tiefe Atemzüge voller belebender frischer Luft nehmen. Seine Schwingungen dehnten sich aus, was sein Energiefeld stärkte, sodass er wieder kreativ denken und Veränderungen visualisieren konnte. Schon bald brachte er wieder neue Ideen in seine Arbeit ein.

Das Indische Basilikum löste das blockierende Gefühl der Überforderung in seinem Kopf. Nun konnte er sich wieder auf neue Ideen konzentrieren, die neuen Schwung in sein Leben brachten.

Er veränderte auch einiges in seinem Büro und stellte eine Woche lang Zerstäuber mit Basilikum-Öl auf. (Vorsicht: Tun Sie das nicht, wenn in Ihrem Büro auch Schwangere arbeiten, auch wenn der Ölanteil in der Luft verschwindend gering ist.) Die Wirkung des Öls machte sich auch in seinem Team bemerkbar: Matthews Kollegen waren aufgeweckter, neugieriger und sprühten nur so vor frischen Ideen. Sie alle erkannten ihr Potenzial, das genau wie Matthews Potenzial, durch Routine und Stagnation eingerostet gewesen war.

Der Produktlaunch war ein großer Erfolg und Matthew war wieder ganz oben. »Je tiefer ich den süßen Duft des Indischen Basilikums in mich einsog, desto bewusster atmete ich die Lebenskraft wieder in mich hinein. Ich fühle mich wie neugeboren.«

Indische Narde: das Öl des Consolamentum

»Da nahm Maria ein Pfund Salböl von unverfälschter,
kostbarer Narde und salbte die Füße Jesu.« *Johannes 12, 3*

Das Öl der Indischen Narde ist ein uraltes, sehr mächtiges Öl, das schon im alten Ägypten und in den Tempeln Babylons verwendet wurde. Auch die Gemeinschaften der Essener und Katharer setzten es zu heilenden und heiligen Zwecken ein. Damals galt es als eines der kostbarsten ätherischen Öle und war überaus teuer.

Botanische Informationen

Die Indische Narde (Nardostachys jatamansi) gehört zu den Baldriangewächsen und ist im Himalaya beheimatet. Sie wird bis zu einem Meter hoch und trägt rosafarbene Blüten. Das ätherische Öl wird durch Dampfdestillation aus den Wurzeln der Pflanze gewonnen. Leider ist die Narde eine so begehrte Pflanze, dass sie mittlerweile vom Aussterben bedroht ist und auf der Roten Liste gefährdeter Arten der Weltnaturschutzunion (IUCN) steht. Verwechseln Sie die Indische Narde nicht mit dem Speik-Lavendel (Lavandula latifolia), der volkstümlich auch Narde genannt wird, aber eine ganz andere Pflanze ist.

Das Nardenöl ist blassgelb bis bernsteinfarben und hat einen schweren, intensiv würzigen Geruch, den nicht jeder mag.

Legenden und Historisches

Eine der bekanntesten Geschichten, in der das Nardenöl vorkommt, ist jene, in der Maria Magdalena beim letzten Abendmahl die Füße Jesu damit salbte. Die Jünger kritisierten sie und sagten, dass ein Krug Nardenöl so teuer war, dass sie mit dem Geld stattdessen eine Familie ein ganzes Jahr lang ernähren hätte können.

Unter den Myrrhophoren galt Maria als hervorragend ausgebildete Priesterin und erfahrene spirituelle Heilerin. Vor allem war sie gut darin, Seelen ins Jenseits zu führen. Sie wusste ganz genau, wofür sie den Krug mit Nardenöl besaß – vor 2000 Jahren war es das wichtigste Öl zum Begleiten von Seelen gewesen. Es stand in Resonanz mit den Schwingungen des Todes und des Übergangs und sollte Sterbenden ihre letzte Reise erleichtern, indem es Geist und Seele darauf vorbereitete.

Manchen Quellen zufolge hilft die Narde dabei, dass sich der Körper dem Heiligen Geist öffnen kann. Auch die Glaubensgemeinschaft der Katharer, mit der Jesus als junger Mann einige Zeit verbracht haben soll, vertrat diese Ansicht. Die Katharer waren bekannt für ihre heilenden Fähigkeiten und ihre einfache, fromme Lebensweise.

Nach der Kreuzigung glaubten die Katharer, dass sie das Wissen der innersten und geheimsten Lehren Jesu besaßen. Diese besagten, dass die Kraft des Heiligen Geistes durch Handauflegen direkt in einen Menschen übertragen werden konnte. Empfangen wir diese geistige Gabe, die wie ein göttlicher Strom durch die Hände fließt, stellen wir eine direkte Verbindung zu Jesus her. Das Nardenöl wurde bei der Initiation und bei der Energieübertragung eingesetzt, vermutlich, weil es auch zur Salbung verwandt wurde und das energetische Portal öffnete, durch das der Heilige Geist eintreten konnte.

Für die Macht, die das Öl ihnen gab, wurden die Katharer bewundert und beneidet. Sie führten damit auch eine außergewöhnliche spirituelle Taufe durch, das Consolamentum. Es wurde Kranken und Sterbenden erteilt und hatte die Kraft, den Angehörigen und den Sterbenden einen Blick ins Paradies zu geben. Auch wenn es nur für einen kurzen Moment war, reichte dieser Blick aus, um das strahlende Licht und die überwältigende Liebe auf der anderen Seite der Schwelle zu erfahren. Wenn die Menschen diese Schönheit sahen und die Energie des Paradieses spürten, hatten sie keine Angst mehr vor dem Tod. Darum nannte man dieses Ritual auch »Consolamentum« – Tröstung.

Das Consolamentum ist eng mit den weiblichen Heilern verknüpft. Zur Zeit der Katharer reisten die Frauen der Gemeinschaft umher und unterrichteten die Menschen über die Mysterien der Seele und heilten die Kranken.

Esoterische Eigenschaften

Dieses Öl führt uns über die heilige Schwelle, um uns wieder mit unseren verstorbenen Angehörigen zu vereinen. Es öffnet unser Herz, damit wir die Gaben des Geistes und die Geheimnisse der Seele empfangen können. Es ist der Schlüssel zum Consolamentum, dem religiösen Ritual, das den erwählten Priestern und Initiierten des Katharerglaubens bekannt war.

Die ursprüngliche Katharerbewegung wurde in der Zeit zwischen dem 12. und dem 14. Jahrhundert wiederbelebt, vor allem in den Gebieten des heutigen Norditaliens und Südfrankreichs. Diese Männer und Frauen wurden jedoch verfolgt und getötet, weil sie ihr Geheimnis, wie man Sterbenden einen kurzen Blick ins Paradies zeigen kann, nicht weitergeben wollten. Die Einsicht und das Wissen, das man dadurch erlangte, war so ein einschneidendes spirituelles Erlebnis, dass jeder, dem dieser Blick gewährt wurde, nie wieder Angst vor dem Tod hatte.

Einige wenige Eingeweihte pflegen das Consolamentum immer noch und üben es auf traditionelle Weise durch Handauflegen aus.

Anwendungsgebiete

Wie die Katharer gezeigt haben, ist das Nardenöl ein wertvolles Hilfsmittel für den Sterbeprozess. Auch Trauernde, die Trost suchen und die Geheimnisse des Todes verstehen möchten, können davon profitieren.

Außerdem eignet sich das Öl für Menschen, die in diesem oder einem vergangenen Leben dem Archetyp des Priesters entsprechen. Es kann hermetisches Wissen vermitteln, aber nur, wenn wir seiner Schutzgottheit Hermes Trismegistos Treue schwören.

Die Narde hilft Menschen, die ihre Schwingungen durch Liebe auf die Frequenz des Christusbewusstseins und der bedingungslosen Liebe anheben wollen, um Zugang zu den tieferen Ebenen des ätherischen Herzens zu erhalten.

Karmischer Ursprung

Die Indische Narde hat eine karmische Verbindung mit dem Stern Arktur und der Großen Weißen Bruderschaft.

Arktur ist der hellste Stern im Sternbild Bärenhüter und der vierthellste Stern der Nordhalbkugel. Er ist ein Roter Riese und 36 Lichtjahre von der Erde entfernt. Dem esoterischen Wissen zufolge leben auf Arktur menschenähnliche Wesen, die ein Gruppenbewusstsein bilden. Sie sind fähige Heiler und arbeiten auch mit vielen anderen spirituellen Energien.

Die Große Weiße Bruderschaft, die man auch »aufgestiegene Meister« nennt, besteht aus erleuchteten Seelen, die große Macht und Weisheit besitzen und deren Aufgabe es ist, jeden Menschen an sein göttliches Wesen zu erinnern. Viele Mysterienschulen, die auf der Erde gegründet wurden, um diese Lehren zu verbreiten, wurden verfolgt, sobald ihre Botschaft an die Öffentlichkeit gelangte. Zu den Mitgliedern der Weißen Bruderschaft gehören auch spirituelle Lehrer wie Jesus und Buddha.

Geführte Meditation

Ich empfehle Ihnen, die Meditation aufzunehmen, bevor Sie mit dem Öl der Indischen Narde meditieren. Dann können Sie dem Text ganz entspannt zuhören, ohne ins Buch schauen zu müssen. Folgen Sie einfach der Vorbereitung auf eine geführte Meditation (Seite 34). Das Mandala kann Ihnen helfen, die meditative Erfahrung noch zu vertiefen.

Ich tröste dich und führe dich über die heilige Schwelle, damit du im Jenseits wieder mit deinen Angehörigen vereint bist.

Ich lüfte den Schleier dieser Welt und zeige dir die Herrlichkeit des geistigen Lebens. Ich verbinde dich mit den Seelen, die diese Ebene bereits verlassen haben. Ich bin das Consolamentum.

Ich schaffe Platz in deinem Herzen, damit du das geheime Wissen empfangen kannst. Du wirst zu einem Medium für göttliche Energien und das Licht wird durch deine Hände fließen und die heilige Schwelle überschreiten.

Ich fordere dich auf, jeden deiner Angehörigen und Freunde in der jenseitigen Welt zu rufen und sie zu bitten, an deiner Seite zu stehen. Sie bringen dir Gaben des Geistes.

Wenn du meine Worte hörst, spüre, welche Energiebereiche deines Körpers dafür offen und empfänglich sind und welche sich verschließen und meine Botschaft ablehnen.

(Machen Sie hier eine Pause und nehmen Sie bewusst die Empfindungen und Reaktionen Ihres Körpers wahr.) Haben diese Bereiche deines Körpers eine Botschaft für dich? (Pausieren Sie wieder und achten Sie darauf, ob sich Ihnen eine Botschaft zeigt.)

Deine innere Erkenntnis erinnert dich daran, dass du deine Angehörigen aus karmischen Gründen ausgewählt hast. Sie reflektieren Aspekte deines inneren Selbst. Wenn du sie betrachtest, blickst du in einen Spiegel, der dir deine Geschichte, deine Abstammung und deine Struktur zeigt.

Öffne dein inneres Verständnis der Botschaft, die deine Angehörigen heute für dich haben. Spüre, wie dein Wesen weicher wird. Spüre das Gefühl der Vergebung und der Liebe, das dich ein tieferes Mitgefühl für deine Angehörigen in der geistigen Welt empfinden lässt.

Kannst du dich mit dem Fluss der Gezeiten und Ströme des kosmischen Ozeans bewegen? Kannst du dich sanft im Rhythmus der kosmischen Wellen wiegen, während sie dich umspülen? (Pausieren Sie hier.) Ich bin die Indische Narde, der Schlüssel zum Fluss des himmlischen Meeres und die Tür zum Paradies.

Im Überblick

- nimmt die Angst vor dem Sterben
- tröstet die Hinterbliebenen
- lehrt uns, mit den komplexen Zugängen zur Seele und dem Zugang zum Paradies zu arbeiten
- öffnet das Herz
- intensiver, schwerer, würziger Duft
- mit dem Herzchakra verbunden

Gegenanzeigen

Keine unerwünschten Wirkungen bekannt.

Emma ist eine Krankenschwester. Sie betreute Charles, einen älteren Priester im Ruhestand, der an Alzheimer erkrankt war. Als seine Fähigkeit zu sprechen nachließ, suchten Emma und ihre Familie nach anderen Möglichkeiten, um mit ihm zu kommunizieren.

Emma brachte ihm CDs, die sie ihm an seinem Bett vorspielte, und eine hölzerne Klangschale, die mit Saiten bespannt war. Gelegentlich zupfte er an der Schale und schien sich daran zu erfreuen. Aber Charles »verschwand« immer mehr, wie es Emma nannte, und entfernte sich an einen geistigen Ort, an dem ihn niemand mehr erreichen konnte.

Charles' Tochter Melissa besuchte ihn oft, war aber traurig, dass sie nicht mehr mit ihm kommunizieren konnte. Sie sagte: »Es ist, als hätte er sich aus seinem Körper zurückgezogen. Er ist nur noch eine Hülle, in der kein Geist mehr anwesend ist.« Es schien, als gäbe es keinen Zugang mehr zu ihm.

Nachdem Emma an einem meiner Workshops zu den heiligen Ölen teilgenommen hatte, begann sie, Charles' Fußsohlen zu massieren, in der Hoffnung, eine Reaktion hervorzurufen und seine Energie, die sich blockiert und zäh anfühlte, zu verändern. Emma erinnerte sich daran, dass die Fußsohlen eine Verbindung zur Seele waren. Sie entschied sich für das Öl der Indischen Narde, da sie wusste, dass es mit priesterlichen Archetypen assoziiert wurde.

Nach einigen Wochen begann Charles leise zu singen. Als Melissa davon erfuhr, wollte auch sie seine Füße massieren. Melissa mochte den starken, würzigen Duft des Nardenöls und fand es schön, ihrem Vater durch die Massage mit dem Öl ihre Zuneigung zu zeigen.

Eines Abends, nachdem Melissa Charles' Füße massiert und bei seiner Pflege geholfen hatte, fuhr sie nach Hause und schlief vor dem Fernseher ein. Als sie erwachte, wusste sie, dass ihr Charles im Traum erschienen war und viele Jahre jünger ausgesehen hatte. Er kam in Begleitung ihrer Mutter, die vor fünf Jahren verstorben war.

Charles sagte Melissa, dass sie sich keine Sorgen machen sollte, da er nun an einem schönen Ort lebte und sich sein Geist nicht mehr in seinem Körper (im Pflegeheim) befand. Er sagte, sie sollte nicht traurig sein, weil er die Erde bald verlassen würde, sondern sich über alles, was so gut für ihn war, freuen. Er sagte auch, dass er in zwei Welten lebte, bis die Zeit für seinen Abschied gekommen war.

Er lebte noch einige Wochen und als er starb, wusste Melissa, dass er glücklich war. Er befand sich an einem guten Ort und war zur richtigen Zeit gegangen.

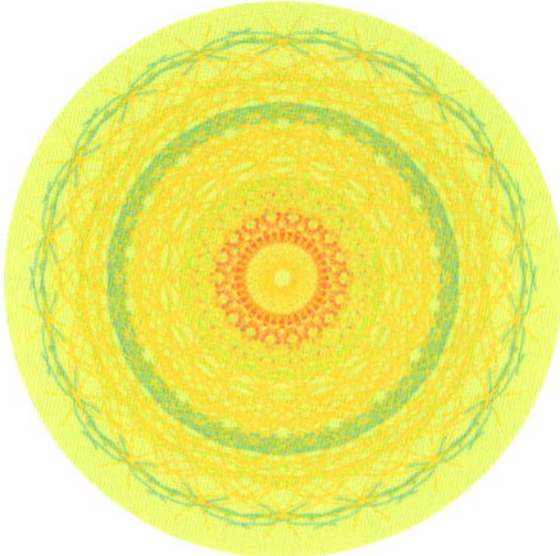

Myrrhe: Weisheit und Vergebung

»[Sie] gingen in das Haus und sahen das Kindlein mit Maria, seiner Mutter, und fielen nieder und beteten es an und taten ihre Schätze auf und schenkten ihm Gold, Weihrauch und Myrrhe.« *Matthäus 2, 11*

Myrrhe ist das Mutter-Öl der Myrrhophoren, der Hüterinnen der Öle. Seine spirituellen Eigenschaften sind die Grundlage der Philosophie der Salbenträgerinnen: Sie wollen der Menschheit Heilung bringen und ihr dienen, um das kollektive Bewusstsein auf die nächste Ebene zu heben.

Die Myrrhe lehrt uns Weisheit und Vergebung. Sie bringt uns auch bei, negative Gedanken und Gefühle bewusst loszulassen, um eine vollwertige Hüterin (oder ein Hüter) zu werden. Während ihrer Ausbildung im Tempel standen die Myrrhophoren unter genauer Beobachtung der Ältesten, die darauf achteten, dass die zukünftigen Priesterinnen diese Philosophie in ihren täglichen Pflichten auch angemessen repräsentierten. So wahrten sie ihre Integrität und konnten den Sündern vergeben und jeden Aspekt ihres Wesens mit Liebe und Mitgefühl erfüllen.

Die Botschaft der Myrrhe lautet, dass uns alle materiellen Besitztümer der Welt nicht helfen, wenn es uns an Liebe und Vergebung fehlt.

Botanische Informationen

Myrrhe ist das aromatische Harz des Baums Commiphora myrrha, der bis zu zehn Meter hoch wird und in Nordostafrika sowie in Südwestasien beheimatet ist. Um das Harz zu gewinnen, wird die Rinde des Baums mit einem speziellen Messer angeritzt. Die milchige Flüssigkeit, die dabei austritt, wird an der Luft fest und bildet tropfenförmige Klümpchen, die drei Monate lang gelagert werden. Während dieser Zeit trocknet das Harz und das Aroma entwickelt sich. Schließlich wird aus diesem Granulat durch Dampfdestillation das ätherische Öl hergestellt.

Das Myrrhen-Öl ist blassgelb bis bernsteinfarben und hat einen erdigen, leicht medizinischen Geruch.

Legenden und Historisches

Das Öl der Myrrhe wird schon seit Jahrtausenden als Räucherwerk verwandt. Der älteste archäologische Nachweis des Handels mit Räucherwaren stammt aus Südarabien und wird auf die Zeit 6000–5000 v. Chr. datiert.

Im alten Ägypten war dieses Öl eines der wichtigsten Einbalsamierungsöle. Am Westufer des Nils, in der Totenstadt Theben, fand man bei Ausgrabungen von Gräbern Spuren von Myrrhe, Wacholder und Zimt. Während des Einbalsamierungsrituals trugen die Totenpriester Schakalmasken zu Ehren des Gottes Anubis. Die Priester entfernten das Gehirn und die Eingeweide des Leichnams und wickelten den Körper dann in Leinenbandagen, die mit Myrrhe getränkt waren.

Dem Mythos zufolge setzte die ägyptische Göttin Isis die Leiche ihres Mannes Osiris, der von dessen Bruder Seth zerstückelt worden war, wieder zusammen. Schließlich schenkte Isis ihrem Mann die Unsterblichkeit, indem sie seinen Körper mit Ölen salbte – hauptsächlich mit Myrrhe. Osiris wurde daraufhin zum Gott des Totenreichs.

Auch nach der Geburt Jesu spielte die Myrrhe eine wichtige Rolle. Die drei Weisen aus dem Morgenland, die auf der Suche nach dem Jesuskind dem Stern gefolgt waren, waren vermutlich zoroastrische Priester aus Babylon gewesen, und die esoterischen und heilenden Eigenschaften ihrer Gaben – Gold, Weihrauch (Seite 189) und Myrrhe – waren ihnen bestens bekannt.

In Europa wurde dieses mächtige Öl bis ins 15. Jahrhundert zum Räuchern bei Beerdigungen und Einäscherungen verwandt. Es ist das heilige Öl, das in der orthodoxen Tradition bei der Spendung der Sakramente zum Einsatz kommt – was auch »Empfangen der Myrrhe« genannt wird. Bei der Kreuzigung wurde Jesus Wein mit Myrrhe angeboten. Mit dieser Mischung salbten auch die drei Myrrhophoren (die drei Marias) später seinen Leichnam.

Esoterische Eigenschaften

Die Myrrhe bringt uns Weisheit, spirituelles Wachstum und Vergebung. Als einen der ersten Schritte auf dem Weg zur spirituellen Meisterschaft und zur Entfaltung unseres Potenzials müssen wir lernen, wie wir uns richtig mit der göttlichen Quelle verbinden. Dazu gehört auch das Erwachen der Seele, das existenzielle Fragen in uns auftauchen lässt, zum Beispiel: »Wer bin ich?«, »Warum bin ich hier?«, oder: »Wie diene ich der Menschheit?« Die Myrrhe fördert diese Fragen und schenkt uns in der Meditation wertvolle Einsichten.

Wenn wir mit der Myrrhe arbeiten, werden wir uns unserer spirituellen Gaben und Fähigkeiten bewusst, und wenn wir uns auf sie eingestimmt haben, helfen wir dabei, die gesamte Menschheit auf eine höhere Bewusstseinsebene zu heben, denn wir dienen ihr aus dem Herzen heraus. Das bedeutet, dass wir uns von unserem Herzen führen lassen – in unserem Leben, in unseren Gedanken und in unseren Taten.

Die Myrrhe zeigt uns unsere Ängste und Unsicherheiten und fordert uns auf, sie loszulassen und uns weiterzuentwickeln. Wenn wir stark sind und ganz tief in unsere Dunkelheit hineinschauen, werden wir merken, dass es dort nichts gibt, vor dem wir Angst haben müssen. Die Myrrhe ist die gütige Lehrerin, die uns von unseren selbst auferlegten Fesseln befreit und in ein neues Licht führt, das Platz zum Wachsen bietet.

Anwendungsgebiete

Die vielen Anwendungsgebiete der Myrrhe drehen sich allesamt um das Thema Befreiung. Sie hilft uns, negative Gefühle loszulassen, besonders, wenn wir sie schon lange mit uns herumtragen und uns bewusst wird, dass sie uns und anderen Menschen schaden. Vielen dieser Gefühle liegen schmerzhafte oder verdrängte Erinnerungen zugrunde. Die Myrrhe gibt uns den Mut, diese belastenden Aspekte zu ergründen, damit wir sie allmählich loslassen können.

Außerdem hilft sie uns, anderen Menschen, die uns verletzt oder verärgert haben, zu vergeben – aber auch uns selbst.

Karmischer Ursprung

Die Myrrhe hat eine starke Verbindung zum Weihrauch (Seite 189) und beide Öle haben den Saturn (Seite 194) als Herrscherplanet.

Geführte Meditation

Ich empfehle Ihnen, die Meditation aufzunehmen, bevor Sie mit dem Öl der Myrrhe meditieren. Dann können Sie dem Text ganz entspannt zuhören, ohne ins Buch schauen zu müssen. Folgen Sie einfach der Vorbereitung auf eine geführte Meditation (Seite 34). Das Mandala kann Ihnen helfen, die meditative Erfahrung noch zu vertiefen.

Belaste dein Herz nie mit ungelöstem Leid. Das schadet dir nur. Wehre dich nicht gegen Veränderungen. Lebe stattdessen in Liebe und Gelassenheit. Ignoriere die Forderungen deines Egos und lass alles los, was dir nicht mehr nützt. Negative Gedanken, Zukunftsängste, Misstrauen und belastende Situationen erzeugen Missverständnisse, Wut und Traurigkeit. Lass los und liebe.

Deine eigene Entwicklung stagniert, wenn du finstere Gedanken, Schuldgefühle und Ärger nicht loslassen kannst. Begegne allem mit Mitgefühl und Liebe. Sei der Weise, der du bist, und das göttliche Wesen, das dein wahrhaftiges Selbst ist.

Sieh und spüre den Schmerz, den du durch deine eigene Angst und Verwirrung verursacht hast. Spüre deinen eigenen Kummer und deine Reue. Mach dir bewusst, dass du diese Last endlich ablegen kannst und bitte um Vergebung. Sag einfach: »Ich vergebe mir.«

Denk an dein eigenes kostbares Leben. Spüre den Kummer, den du schon so lange mit dir herumträgst, und erkenne, dass du diese schmerzhafte Bürde abwerfen kannst, indem du Vergebung übst, wenn dein Herz dafür bereit ist.

Erinnere dich an Situationen, in denen du andere verletzt hast, und visualisiere sie. Bitte im Stillen um Vergebung. Wenn du die Macht dieser Taten verstehen lernst, wirst du weiser werden und dein Leben wird sich für immer verändern.

Im Überblick

- befreit von negativen Gefühlen
- ermöglicht es, sich und anderen zu vergeben
- eine der Gaben der drei Weisen aus dem Morgenland
- erdiger, medizinischer Geruch
- bernsteinfarben
- mit dem Wurzel-, Herz- und Halschakra verbunden

Gegenanzeigen

- Die Myrrhe ist ein Emmenagogum (kann eine Menstruation auslösen) und sollte daher auf keinen Fall in der Schwangerschaft verwendet werden.
- Myrrhe sollte nicht zusammen mit Blutverdünnern angewendet werden, da sie deren Wirkung verstärken kann.

Robert *Manchmal erhalte ich Post von meinen Lesern. Ein Mann namens Robert schrieb mir eine E-Mail:*

»Ich habe ein emotionales Problem, das mein Leben stark beeinträchtigt und das immer schlimmer wird. Da ich einen spirituellen Glauben habe, frage ich mich, ob ich mich damit an einen spirituellen Lehrer wenden oder lieber selbst daran arbeiten sollte. Ich bin ein sehr emotionaler, extremer Mensch. Und ich habe nicht die Geduld, an dieser Blockade zu arbeiten. Können mir die heiligen Öle vielleicht dabei helfen?«

Ich hatte das Gefühl, dass sie das konnten. Zumindest erkannte Robert, dass er ein Problem hatte, und er war auf der Suche nach einer Lösung. Da er mir keine weiteren Informationen zu seinem Problem gegeben hatte, pendelte ich ein Öl für ihn aus, und dieses Öl war die Myrrhe.

Robert hatte sich als extrem und ungeduldig beschrieben. Alle Arten von Extremen sorgen für ein Ungleichgewicht, das die emotionale, seelische und körperliche Gesundheit eines Menschen beeinträchtigen kann. Der Körper besitzt viele natürliche Mechanismen, um seine Harmonie wiederherzustellen. Extreme erzeugen auch Energieblockaden, die sich als emotionale Probleme manifestieren. Außerdem spürte ich, dass Robert ein Perfektionist und ein Nervenbündel war.

Als ich Robert antwortete, schlug ich vor, dass er mit dem Öl der Myrrhe meditieren sollte. Ich empfahl ihm auch, ein paar Tropfen davon abends in ein Bad zu geben (und zuvor mit Milch zu vermischen, damit es sich im Wasser besser auflöst). Das würde ihn von seinen Sorgen reinwaschen. Nach einigen Wochen berichtete er mir von seinem Fortschritt:

»Mir wurde bewusst, dass ich so in meinen Gedanken verstrickt und viel zu lange nicht mehr richtig in meinem Körper präsent war. Ich glaube, das hat mit dem Tod meiner Mutter vor zwei Jahren zu tun. Ich wollte intensiv an meinem Problem arbeiten und habe für jeden Tag mindestens eine Stunde dafür eingeplant, zusätzlich zu den Bädern.

Fast sofort veränderten sich meine Gedanken zu der vermuteten Ursache des Problems. Ich dachte, die Trauer wäre der Auslöser gewesen. Aber meine Perspektive wandelte sich und ich erkannte, dass ich eine ganze Menge unterdrückter Wut in mir herumtrug, die ich nicht ausdrücken konnte.

Ich war wütend, dass meine Mutter gestorben war, ohne sich von mir zu verabschieden. Sie stand mitten im Leben, aber eines Tages war sie nicht mehr da. (Seine Mutter verstarb unerwartet im Schlaf.) Seit langer Zeit gab es einige Konflikte zwischen uns, die wir nun nicht mehr lösen konnten. Es war, als wäre sie mitten in einem wichtigen Gespräch abgehauen.

Sobald mir das bewusst wurde, war mir klar, dass ich die Ursache meines Problems gefunden hatte. Ich fühlte mich wütend und verlassen. Ich weiß, das klingt jetzt irrational, aber warum war sie auf diese Weise gestorben? Ich suchte weiter nach Erkenntnissen. Mit der Zeit erkannte ich, dass ich nicht nur ihr vergeben musste, weil sie gegangen war, sondern auch mir selbst. Um ehrlich zu sein, hatte ich in den letzten Monaten nicht wirklich viel Zeit für sie gehabt. Ich war immer beschäftigt gewesen und hatte ihre Bedürfnisse ignoriert. Sie wollte mich so gerne öfter sehen, aber ich fand immer eine Ausrede.

Wie Sie merken, habe ich große Schuldgefühle. Die Myrrhe gab mir aber die Idee, ein kleines Ritual abzuhalten, bei dem ich eine Kerze anzündete und mit meiner Mutter sprach, als ob sie bei mir im Zimmer wäre. Ich erzählte ihr von all meinen Gefühlen und bat sie um Vergebung. Ihr Geist war wirklich bei mir gewesen und hatte mir zugehört. Und ich glaube, sie hat mir vergeben. Ich sagte ihr, dass ich sie liebte und vermisste (was ich ihr zu Lebzeiten nie gesagte hatte), und die Energie im Raum wurde auf einmal ganz weich und wunderschön. Ich wusste in diesem Moment, dass ich mein Problem hinter mir lassen konnte. Ich trage nun ein Foto meiner Mutter in meinem Portemonnaie. Wir haben den Konflikt beigelegt und sie ist nun immer bei mir. Und ich weiß nun, dass sie sich nicht verabschieden musste, weil sie in Wirklichkeit nie von mir gegangen ist.«

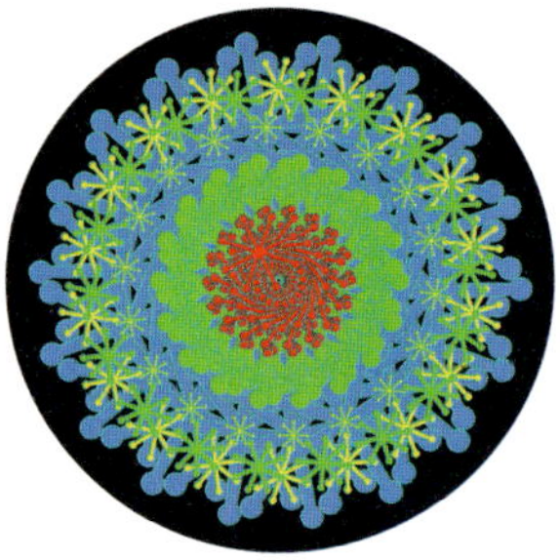

Myrte: Anrufung der Muse

»Sie aber antworteten dem Engel des Herrn, der zwischen den Myrten stand.«
Sacharja 1, 11

Die Myrte spielt eine wichtige Rolle: Sie öffnet uns einen Zugang zu anderen Dimensionen und Welten. Vielleicht wollen wir diese Ebenen für unser eigenes spirituelles Wachstum besuchen, etwa als Schamanen, um Seelen zu retten oder wenn wir Psychopompos-Arbeit leisten. Bevor wir jedoch in andere Dimensionen reisen, müssen wir uns mit der Hüterin der Schwelle in Verbindung setzen. Die Myrte ist ein altes Schutzöl, das uns die Wahrheit in allen Dingen erkennen lässt und uns hilft, auf unserem spirituellen Weg weise Entscheidungen zu treffen.

Botanische Informationen

Das Öl der Myrte wird durch Dampfdestillation aus den frischen Blättern der Pflanze Myrtus communis gewonnen. Dieser wohlriechende

Strauch wird bis zu vier Meter hoch und trägt kleine, glänzende dunkelgrüne Blätter und duftende weiße Blüten, aus denen sich schwarze Beeren entwickeln. Myrtus communis stammt aus Afrika, hat sich aber im Mittelmeerraum und in ganz Europa verbreitet.

Das Öl ist blassgelb oder orange und riecht würzig-aromatisch. Es wird hauptsächlich in Spanien, Tunesien, Italien, Frankreich und auf Korsika hergestellt.

Legenden und Historisches

Im alten Ägypten war die Myrte ein Symbol für das Totenreich und sollte an das ewige Leben der Seele erinnern.

Die Myrte ist schon lange für ihre heilende Wirkung bekannt und wurde gegen Hautprobleme und Atembeschwerden eingesetzt. Die alten Ägypter behandelten Infektionen und Fieber mit Wein, in dem Myrtenblätter eingeweicht worden waren.

Die Pflanze wird auch mit Aphrodite assoziiert. Die nackte Göttin versteckte sich auf der griechischen Insel Kythira hinter einem Myrtenstrauch, um ihre Blöße zu bedecken. Sie war der Pflanze so dankbar, dass sie zu ihrer Schutzgöttin wurde. Die Myrte ist daher ein Symbol für Schönheit und Liebe und gehörte im antiken Griechenland zu den Ritualen für die Göttin Aphrodite.

Wird im britischen Königshaus geheiratet, trägt die Braut einen Strauß mit Myrtenzweigen. In der Sprache der Blumen steht die Myrte für Liebe, darum wird die Pflanze oft in Brautsträußen verwandt. Seit 1858 bestückt man die königlichen Brautsträuße mit Zweigen vom Myrtenstrauch aus dem Garten des Osborne House, des ehemaligen Landsitzes von Königin Victoria auf der Isle of Wight.

Weil die Myrte eine positive Wirkung auf die Haut hat, waren ihre Blätter und Blüten die Hauptzutat im L'Eau des Anges, dem Engelswasser, das im 19. Jahrhundert in Frankreich als Mittel zur Schönheitspflege hergestellt wurde. In manchen Teilen Frankreichs wird die Myrte immer noch als eine Art Talisman neben Häusern angepflanzt, um die Gebäude vor dem bösen Blick zu schützen. Diese Kraft entfaltet sich jedoch nur, wenn die Pflanze von einer Frau gesetzt wird.

Esoterische Eigenschaften

Das Öl der Myrte ist ein Schutzöl (Seite 29), das Schwellen und Übergänge bewacht. Seine feinen Schwingungen haben eine transzendente Qualität und ermöglichen den Kontakt zu den Seelen der Verstorbenen. Man kann es auch verwenden, um in Meditationen und Rückführungen in vergangene Leben zu reisen. Auch bei Traumarbeit und Weissagungen ist die Myrte ein nützliches Hilfsmittel.

Ihre zarte, sehr weiblich Energie schwingt auf einer sehr hohen Frequenz und ist von Hingabe an das Göttliche erfüllt. Die Myrte fördert unsere Intuition, unsere Kreativität und manchmal auch unsere Hellsichtigkeit. Sie ist auch ein mächtiges Orakelöl, das unseren Blick in die Vergangenheit oder Zukunft schärfen kann, da es die Grenzen der Zeit überschreitet.

Das Öl eignet sich hervorragend zum Heilen von Seelenwunden und hilft auch bei Traumata, Ängsten, selbstzerstörerischen Tendenzen und Hoffnungslosigkeit.

Anwendungsgebiete

Die Kraft der Myrte darf nie unterschätzt werden. Bei intensiver spiritueller Arbeit ist sie von unschätzbarem Wert, und zwar nicht nur, weil sie uns mit anderen Ebenen und Geistwesen verbindet, sondern auch, weil sie ein Schutzöl und eine Hüterin der Schwelle ist.

Die Myrte vermittelt uns Wissen und Erkenntnisse und hilft uns, wichtige oder komplexe Themen zu vertiefen und besser zu verstehen.

Ihre weibliche Energie stärkt die Intuition und die Liebesfähigkeit. Sie lindert Gefühlswallungen und unterstützt uns bei der Suche nach der Wahrheit. Da die Myrte auch Selbstliebe und Selbstakzeptanz fördert, hilft sie allen, die Selbsthass oder Selbstekel empfinden.

Karmischer Ursprung

Die Myrte hat eine Verbindung zu den Planeten Venus und Neptun.

VENUS Der Planet Venus wurde nach der römischen Liebesgöttin benannt, die in der griechischen Mythologie Aphrodite heißt. In der Astrologie ist die Venus der Planet der Liebe und der Schönheit. Die Venus ermutigt uns, liebevolle Beziehungen zu anderen Menschen einzugehen. Sie gehört zu den persönlichen Planeten. Das heißt, dass ihre Position zum Zeitpunkt unserer Geburt einen wesentlichen Einfluss auf unsere Persönlichkeit hat. Die Venus ist der Herrscherplanet der Sternzeichen Stier (auf das sie einen greifbaren, sinnlichen Einfluss hat) und Waage (bei der sie nach Harmonie und Diplomatie strebt).

NEPTUN Der Neptun ist der mysteriöse Planet und gilt auch als die höhere Oktave der Venus. Astrologisch gesehen, hat der Neptun keine Grenzen und steht daher für das Numinose und das Unsichtbare. Er sorgt für ein besseres Verständnis des Unbekannten oder stiftet Verwirrung und lässt uns zweifeln. Benannt wurde der Planet nach dem Meeresgott, der bei den Römern Neptun und bei den Griechen Poseidon hieß.

Neptun ist einer der drei Außenplaneten. Da er sich nur langsam durch das Sonnensystem bewegt und 164 Jahre braucht, um die Sonne einmal zu umrunden, beeinflusst er ganze Generationen. Er ist der Herrscherplanet des Sternzeichens Fische, das auf die Schwingungen des Neptuns ausgerichtet ist.

Geführte Meditation

Ich empfehle Ihnen, die Meditation aufzunehmen, bevor Sie mit dem Öl der Myrte meditieren. Dann können Sie dem Text ganz entspannt zuhören, ohne ins Buch schauen zu müssen. Folgen Sie einfach der Vorbereitung auf eine geführte Meditation (Seite 34). Das Mandala kann Ihnen helfen, die meditative Erfahrung noch zu vertiefen.

Ich, der Geist der Myrte, arbeite seit tausenden von Jahren mit visionären Fähigkeiten. Ich helfe dir, deine Aura zu stärken und dein drittes Auge zu öffnen, damit du alles aus einer neuen Perspektive sehen kannst. Wenn du die feinen Energien, die dich umgeben, besser wahrnehmen kannst, wirst du von Licht erfüllt werden.

Ich kann etwas vom göttlichen Bewusstsein in dein eigenes Bewusstsein übertragen, während deine Spiritualität erwacht. Ich werde dir auch in deinen Träumen neue Informationen und Einsichten vermitteln.

Vielleicht verleihe ich dir auch übersinnliche Fähigkeiten, wie etwa Telepathie, Psychometrie und Fernwahrnehmung, damit du ein neues, tieferes Verständnis entwickeln kannst. Ich kann alte, unbewusste Muster und Blockaden auflösen und deine Gefühlswelt stabilisieren, während du komplexe Themen plötzlich viel besser verstehst. Wir alle müssen die Wahrheit in allen Dingen sehen, denn das gibt uns Macht und ein besseres Urteilsvermögen.

Im Überblick

- das wichtigste Schutzöl
- stärkt die Intuition
- fördert hellseherische Fähigkeiten
- stabilisiert die Gefühle
- würzig-aromatischer Duft
- mit dem Stirnchakra verbunden

Gegenanzeigen

Die Myrte ist ein Emmenagogum (kann eine Menstruation auslösen) und sollte daher auf keinen Fall während der Schwangerschaft verwendet werden.

Elizabeth *Die Anrufung der Muse ist wohl keinem kreativen Menschen fremd. Elizabeth, eine Autorin in ihren Dreißigern, begann gerade mit der Arbeit an einem neuen Buch – einem Fantasy-Roman, der auf der griechischen Mythologie basierte.*

Sie verbrachte Monate damit, die Geschichte und die Charaktere zu entwickeln, und arbeitete wirklich mit Eifer an dem Buch. Aber irgendetwas fehlte noch. Die Handlung, die ihr in ihrer Vorstellung so spannend erschien, wirkte auf dem Papier langweilig und steif. Die Geschichte »zündete« einfach nicht. Elizabeth sagte zu mir: »Wenn das Buch schon mich nicht begeistert, was werden dann erst die Leser denken?«

Bei ihren Recherchen über die olympischen Götter entdeckte Elizabeth einen Hinweis auf Myrtenzweige, die für die Kränze der Kaiser verwendet wurden. Der Duft der Pflanze sollte ihre Inspiration und Kreativität fördern. Elizabeth hatte nichts zu verlieren und bestellte eine Flasche Myrtenöl, mit der sie zweimal täglich meditierte.

Etwas Unglaubliches geschah. Der Protagonist ihrer Geschichte, ein Held, berührte ihren Arm, während sie schlief, und sprach zu ihr.

»Anfangs hielt ich ihn für einen Wachtraum, aber er wirkte so echt, dass ich seinen Atem auf meiner Haut spüren und die Farbe seiner Augen erkennen konnte. Er beschrieb mir Szenen und Ereignisse aus dem Buch und schlug mir einige Änderungen vor. Er erzählte mir auch ein bisschen von seiner Familie, Dinge, die ich mir selbst nie hätte ausdenken können und die der Geschichte ganz neue Wendungen gaben. Das war ein total bizarres Erlebnis. Ich habe ja schon davon gehört, dass man Charaktere zum Leben erweckt, aber ich dachte nicht, dass es so wörtlich gemeint sein konnte. Seine Ideen bereicherten das Buch und erfüllten es mit Leben. Schließlich schrieb ich es komplett neu.

Er sagte mir, dass die Myrte ihn gerufen hatte, damit er mir helfen sollte, während ich meditierte. Hatte ich einen Geist beschworen, der eine Geschichte erzählen wollte? Oder hatte ich eine Figur erschaffen, die lebendig wurde? Ich werde es wohl nie erfahren.«

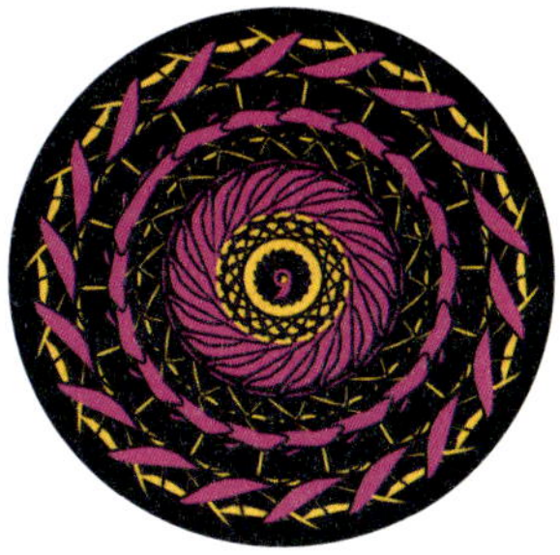

Opoponax: Gestaltwandlung

»Oma Wetterwachs hatte sich schon oft durch die Bewusstseinskanäle in ihrer Nähe gezappt … und mit dem Körper eines Käfers gelauscht, sodass sich die Welt in ein dreidimensionales Muster aus Schwingungen verwandelte.«

Terry Pratchett

Opoponax ist ein magisches Öl, das schon immer mit weisen Frauen und Gestaltwandlung assoziiert wurde. Bei der Gestaltwandlung nimmt man die Form eines anderen Wesens an, etwa die eines Tieres oder sogar einer Pflanze, um Einblicke in die einzigartige Wahrnehmung und Weisheit dieser Geschöpfe zu erhalten. Auf diese Weise erfahren wir, wie es ist, in der Haut eines anderen Wesens zu stecken, und lernen die wahre Bedeutung des Seins kennen. Das ist ein wesentlicher Teil auf dem Weg zur spirituellen Meisterschaft.

Dieses Öl nimmt uns mit auf eine magische Reise, auf der wir die Reinheit von Herz und Seele, Mitgefühl, Liebe, Weisheit und Integrität entwickeln. Es wird mit der archetypischen Heldenreise assoziiert und lehrt uns, die Entscheidungen auf unserem Weg mit Bedacht zu wählen. Aber vor allem lehrt es uns, den Weg des Herzens zu gehen.

Botanische Informationen

Opoponax wird auch »süße Myrrhe« und »Bisabol-Myrrhe« genannt. Das Öl wird durch Destillation aus dem Gummiharz der Pflanzengattung Commiphora, unter anderem aus C. erythraea, hergestellt. Diese Bäume wachsen in Somalia und im Osten Äthiopiens. Sie gehören zur selben Familie wie der Strauch Commiphora myrrha, aus dem Myrrhe (Seite 110) gewonnen wird.

Legenden und Historisches

König Salomo bezeichnete Opoponax als das »edelste« aller Räucherharze. Viele Kulturen verwandten es, um negative Einflüsse abzuwehren, die Sinne zu schärfen und die Wahrnehmung und Intuition zu stärken. Opoponax ist ein äußerst mächtiges Öl. Wenn es mit Ihnen arbeiten will, können Sie sicher sein, dass Ihre Arbeit von großer Bedeutung sein wird.

Esoterische Eigenschaften

Dieses Öl beruft Sie in den heiligen Dienst ein. Es erweckt und belebt den Geist und drängt uns, unsere heldenhafte Mission zu beginnen – und ganz ohne Angst über die Schwelle zu springen. Oft flüstert es uns leise zu oder brüllt laut wie ein Löwe, sodass wir seine Botschaft nicht ignorieren können.

Man braucht Beharrlichkeit und Entschlossenheit, um sich mit Opoponax zu verbinden, aber dieses kraftvolle Öl zeigt uns, wie wir Mächte nutzen und verwandeln, um unsere wahre Bestimmung zu entdecken.

Opoponax steht für den magischen Blick und für den geheimnisvollen, manchmal dunklen Aspekt des Weiblichen in unserem Leben. Das Öl kann auch Lichtwesen aus allen Richtungen und Dimensionen anziehen, die sich zusammen mit uns auf die Reise begeben möchten. Es hat eine starke Verbindung zur Schlangenmedizin (transformierende Energie), die uns ins Unbekannte schubst und uns Mut und verstohlene Schlauheit abverlangt. Und es fordert unseren Respekt. Verwenden Sie Opoponax mit Bedacht und bitten Sie den Hüter der Schwelle um energetischen Schutz, wenn Sie Ihr Energiefeld diesem Öl öffnen.

Opoponax hilft Ihnen dabei, sich zwischen den verschiedenen Welten und Zeitebenen zurechtzufinden, und zeigt Ihnen, dass das Leben einen tieferen Sinn hat und es einen göttlichen Plan für die Menschheit gibt.

Sie können sich mit diesem Öl nur verbinden, wenn Sie sich die Zeit nehmen und allmählich seine Symbole und Klänge entdecken (Seite 41). Dafür gibt es keine Abkürzung.

Die zentrale Botschaft von Opoponax lautet, dass wir Menschen nicht mehr im Einklang mit dem Göttlichen stehen. Auch das empfindliche Gleichgewicht aus hell und dunkel, männlich und weiblich, ist gestört. Wir wissen nicht, wohin diese Verschiebung der Kräfte führen wird, aber Opoponax arbeitet mit Hingabe daran, die Balance der menschlichen Seele wiederherzustellen.

Anwendungsgebiete

Dieses Öl bringt uns Klarheit. Es offenbart Illusionen, Lügen und Scheinwelten und führt uns auf den Weg der Wahrheit. Wenn wir auf diesem Weg auf Hindernisse stoßen, verwandelt uns Opoponax, sodass wir uns den Problemen anpassen und sie überwinden können. Opoponax reinigt unsere Aura, verbindet uns wieder mit dem Göttlichen, stärkt unser spirituelles Bewusstsein und schützt uns vor negativen Energien.

Wenn wir Pläne machen und schnelle Entscheidungen treffen müssen, verleiht uns Opoponax die dafür benötigte geistige und körperliche Energie. Auch wenn wir uns von alten Mustern befreien wollen, weil sie uns behindern, kann uns Opoponax helfen.

Dieses Öl verbindet uns mit den Archetypen, unter anderem mit den Familien der Götter, Engel und anderen Lichtwesen. Es unterstützt auch bei hellseherischer und prophetischer Arbeit.

Karmischer Ursprung

Opoponax hat eine karmische Verbindung mit dem Mond und der Göttin Hekate. Der Mond ist der einzige Trabant der Erde und wir sehen ihn immer nur von einer Seite. Die andere Seite ist der Erde abgewandt und in der Dunkelheit verborgen.

Dieses markante Himmelsobjekt beeinflusst seit tausenden von Jahren unzählige Aspekte unseres Lebens – zum Beispiel den Kalender (dessen Einteilung in Monate auf den Mondphasen beruht). Der Mond reguliert auch viele biologische Zyklen von Tieren und Pflanzen und kann sich auf unseren Schlafrhythmus auswirken.

In der Astrologie beherrscht der Mond unsere Gewohnheiten, Instinkte und Bedürfnisse sowie die Beziehung zu unserer Mutter. Er ist der Herrscherplanet des Sternzeichens Krebs – diese Verbindung zum Meer erinnert uns daran, dass er auch die Gezeiten beeinflusst.

In den Mythologien vieler Kulturen gibt es Mondgöttinnen. Die Griechen hatten sogar drei:

- Artemis, die Jungfrau, die mit dem zunehmenden Mond assoziiert wurde.
- Demeter, die Mutter, die mit dem Vollmond assoziiert wurde.
- Hekate, die Weise, die mit dem abnehmenden Mond assoziiert wurde.

Abbildungen der Göttin Hekate zeigen sie oft mit drei Köpfen, die es ihr ermöglichten, gleichzeitig in alle Richtungen zu sehen. Sie war die

Göttin der Wegkreuzungen. Um sie zu ehren, hinterließ man ihr Nahrung in der Vergangenheit, der Gegenwart und der Zukunft, aber ihre Reichweite umfasste nicht nur die Kreuzungen der materiellen Welt, sondern erstreckte sich in die spirituellen Dimensionen des Wandels und der Übergänge, auch auf die heilige Schwelle zum Jenseits.

Geführte Meditation

Ich empfehle Ihnen, die Meditation aufzunehmen, bevor Sie mit dem Opoponax-Öl meditieren. Dann können Sie dem Text ganz entspannt zuhören, ohne ins Buch schauen zu müssen. Folgen Sie einfach der Vorbereitung auf eine geführte Meditation (Seite 34). Das Mandala kann Ihnen helfen, die meditative Erfahrung noch zu vertiefen.

Ich symbolisiere Weitsicht, Tod und Schatten. Ich kann dich in die tiefsten Geheimnisse des Lebens einweihen, aber du musst bereit sein, deine alte Hülle abzustreifen und alles loszulassen, das dir nicht mehr nützlich ist.

Der spiralförmige Weg der Wandlung, der Weisheit, der Erkenntnis und der Ganzheit ist das magische Band, das den Schamanen in die Welt der Seelen reisen lässt.

Ich bin die Energie der Ganzheit und des Gleichgewichts im kosmischen Bewusstsein. Ich bin die Fähigkeit, für alle Erfahrungen widerstandslos offen und bereit zu sein. Ich bin das Wissen, dass alles, was existiert, gleich geschaffen ist, und dass alles eins ist.

Verwende mich, um dich von Illusionen und Einschränkungen zu befreien, damit dich deine Lebenskraft und Wünsche zur Ganzheit führen. Wenn ich in dein Leben trete, werden viele Veränderungen geschehen. Kräfte werden erwachen. Deine Intuition wird stärker und präziser werden.

Im Überblick

- stellt wieder ein harmonisches Gleichgewicht her
- bringt mentale Klarheit
- kann Lichtwesen anziehen
- fordert uns auf, unserem Herzen zu folgen
- würziger, süßer, leicht blumiger Duft mit holzigen, erdigen Noten
- mit dem Wurzelchakra verbunden

Gegenanzeigen

Opoponax ist phototoxisch (unter Einwirkung von UV-Licht kommt es zu einer chemischen Reaktion, die Blasenbildung und Rötungen der Haut auslösen kann). Darum sollte das Öl nicht direkt auf der Haut angewandt werden.

Clara studierte die heiligen Öle mit Hingabe, war in ihrem Lernen aber an einem Punkt angekommen, an dem sie nicht mehr weiterkam. Sie hatte das Gefühl, dass sie sich mit den Ölen nur oberflächlich verbinden konnte und dass sich ihr Wissen nicht vertiefte.

Sie war eine Wissenschaftlerin und gab zu, dass sie manchmal alles überanalysierte und ihre Wahrnehmung nicht wirklich aus dem Herzen kam, was bei der Arbeit mit den Ölen aber äußerst wichtig ist.

»Ich bin einfach kein besonders intuitiver Mensch. Manchmal fällt es mir schwer, die Energie der Öle zu ›spüren‹. Wie kann ich lernen, die Energie besser wahrzunehmen?«

Das ist eine Frage, die viele Schüler stellen. Ich kann ihnen nur raten, sich auf die Öle einzustimmen, sich zu öffnen und das Wissen zu empfangen. Ich schlug Clara vor, es mit Opopo-

nax zu versuchen, da das Öl eine Verbindung zur Schlangenmedizin hat und Schlangen die besten Lehrer sind, wenn man Schwingungen und Energien besser verstehen möchte. Schlangen haben nämlich keine Ohren und nehmen Schwingungen über die Haut wahr. Schlangen sind die traditionellen Symbole und Krafttiere von Priesterinnen, die ihr »Haustier« oft um die Arme geschlungen bei sich trugen. Sie verwandten das Gift der Schlangen, um Sterbende von ihrem Leid zu erlösen oder um sich in Trance zu versetzen, um Kontakt zu Geistern aufzunehmen oder Prophezeiungen zu empfangen. Wenn wir während der Meditation in die Gestalt der Schlange schlüpfen, stärken wir unsere eigene Sensibilität und Wahrnehmung für Schwingungen.

Mit etwas Hilfe und einem speziellen Mandala, das ihr den Zugang öffnete, arbeitete Clara mit Opoponax und betrat die geistige Welt der Schlangen. Schon bald merkte sie, wie sich ihr Energiefeld veränderte und sie wendig und geschmeidig wie eine Schlange wurde. Und mit der Zeit fing sie an, die subtilen Botschaften der Öle wahrzunehmen.

Sie sagte zu mir: »Meine Wahrnehmung schärfte sich und ich spürte, wie sich neue Ideen in meinen Körper pflanzten. Mein Körper war der Filter, nicht mein Verstand, der nun aufhörte, so viele hartnäckige Fragen zu stellen. Ich konnte auch nachvollziehen, dass Schlangen bei der Häutung ihre Vergangenheit abstreiften, um die Zukunft zu verändern. Ich habe die Grenzen meines Verstandes erkannt und neue Erkenntnisse gewonnen. Nun kann ich mich nach Belieben in eine Schlange verwandeln und so Zugang zum Wissen der Öle erlangen. Meine mentalen Blockaden haben sich aufgelöst.«

Palo Santo: Schutz

»Möge er mich jeden Tag die Sonnenscheibe und den Mond betrachten lassen; möge meine Seele an jeden Ort, an den sie reisen möchte, wandern können; möge mein Name ausgerufen werden und auf der Tafel der Opfergaben zu finden sein; möge man mir Laibe geben in seiner Präsenz, wie dem Gefolge des Horus.«

Papyrus des Ani

Palo Santo – »heiliges Holz« – ist ein äußerst mächtiges Schutzöl, das für jede Art von Seelenarbeit unverzichtbar ist, unter anderem für die Arbeit von Heilern, Psychopompoi, Schamanen und für andere spirituelle Dienste, die uns in die tiefsten Tiefen der Seele führen – in unsere eigene oder in die Seelenwelten anderer Menschen.

Dieses streng riechende Öl schützt uns vor den negativen Energien in Gebäuden und an überfüllten Plätzen, vor allem in Krankenhäusern, Hospizen und Gefängnissen. Auch in öffentlichen Verkehrsmitteln, in denen sich oft verschiedenste starke Energien ansammeln, bietet es uns Schutz. Außerdem hilft uns Palo Alto im Umgang mit negativen Menschen und toxischen Beziehungen.

Botanische Informationen

Passend zu seinem mysteriösen Charakter hat Palo Santo eine interessante botanische Herkunft. Der Baum, aus dem das Öl hergestellt wird, Bursera graveolens, ist überall in Südamerika verbreitet, wird aber vor allem in Ecuador kommerziell gezüchtet. Das ätherische Öl wird durch Destillation aus dem Kernholz von abgestorbenen und abgefallenen Ästen des Palo-Santo-Baums gewonnen. Während das herabgefallene Holz auf dem Boden austrocknet, reift das Öl in seinem Inneren heran. Je länger das Holz trocknet, desto stärker wird das Öl. Die beste Qualität hat das Öl aus Hölzern, die mindestens zwei Jahre lang getrocknet sind.

Die Pflanzenschamanen Ecuadors sagen, dass die Geister der heiligen Palo-Santo-Bäume die Energie des toten Holzes in heilendes Öl verwandeln und auf diese Weise seine schützende Kraft entsteht.

Legenden und Historisches

Die indigenen Schamanen Südamerikas verwenden dieses Öl seit Menschengedenken. Die ersten schriftlichen Aufzeichnungen dazu verraten uns, dass die Inkas es zum Schutz, zur energetischen Reinigung und in Ritualen verwandten. Zu dieser Zeit, von 1438–1533 n. Chr., entstand das Großreich der Inkas im heutigen Peru.

Die Inkas verehrten viele Götter, unter anderem den Sonnengott Inti, der meist in Menschengestalt dargestellt wurde. Sein Gesicht war eine goldene Scheibe, die von Strahlen und Flammen umgeben war. Obwohl er großzügig und gütig sein konnte, wurde er gefürchtet, denn die Inkas glaubten, dass sein Zorn die Sonnenfinsternisse verursachte. Sie boten ihm Palo Santo als Opfergabe dar, um seine zerstörerische Kraft zu besänftigen.

Esoterische Eigenschaften

Auch heute noch wird Palo Santo von Schamanen verwendet. In Ecuador und Peru schätzt man es, weil es negative Energie (mala energía), aber auch Dämonen und andere böse Einflüsse von Menschen und Gebäuden fernhält.

Das Holz des Palo-Santo-Baums dient oft als Räucherwerk. Es reinigt das Energiefeld von Menschen und befreit die betreffenden Personen von bösen Geistern, die Krankheiten verursachen können. Myrrhophoren verwenden das Öl, das mit Rapsöl verdünnt und dann in die Aura eingebracht wird, um den Patienten zu reinigen und angehaftete Geister loszulösen.

Zwar wird Palo Santo mit der Sonne assoziiert, aber seine Energie ist die des Drachen. Sie verbindet Licht und Finsternis, männlich und weiblich, Yin und Yang. Die feurige Kraft des Drachens vertreibt negative Energien und verankert das Licht, damit Heilung geschehen kann.

Dem alten Wissen zufolge war das Feuer ein Symbol für die Grenze zwischen dem Reich der Menschen und der Geister. Eingeweihte überschritten sie, indem sie über glühende Kohlen liefen oder im Kreis um ein Feuer saßen. Diese »Feuertaufe« war der Zugang zum Geisterreich. Selbst das Anzünden einer Kerze erzeugt diese Verbindung zum Feuer. In Kirchen werden daher Kerzen angezündet, um die passende Atmosphäre für Gebet und innere Einkehr zu schaffen und um die Energie des Göttlichen anzuziehen. Wenn wir mit Palo Santo meditieren, um unser persönliches Wachstum zu fördern, fühlt es sich vielleicht so an, als würden wir eine andere Dimension betreten.

Anwendungsgebiete

Palo Santo ist eines der kraftvollsten Öle, mit denen ich arbeite. Es ist eine Art spirituelles Desinfektionsmittel. Immer, wenn Sie negativen Energien ausgesetzt waren, können Sie das Öl in Ihre Aura einbringen und darin verteilen. Für Heiler und Seelenarbeiter ist es ein unverzichtbares Hilfsmittel, denn es verstärkt die Aura mit einem Lichtschild, das vor Energieentzug oder dem Eindringen von Fremdenergien schützt. Außerdem heilt es Seelenwunden und Verletzungen der Aura, die zum Beispiel durch Trauma oder Seelenverlust entstanden sind.

In intensiven Phasen der spirituellen Entwicklung oder Erkundung sorgt Palo Santo dafür, dass wir mit beiden Beinen fest auf dem Boden bleiben und die Lebensaufgabe unserer Seele nicht aus den Augen verlieren. Man kann das Öl auch verwenden, um Flüche aufzuheben und um die Wirkung von Gebeten, Ritualen und anderer Energiearbeit zu verstärken.

Karmischer Ursprung

Palo Santo hat eine karmische Verbindung zur Sonne.

Die Energieausstöße der Sonne, die Spikulen und Protuberanzen, wirken von der Erde aus betrachtet wie Flammen. Sie werden aber tausende Kilometer weit in den Weltraum geschleudert. Bei Sonneneruptionen werden geladene Teilchen ausgestoßen, die sich mit rasender Geschwindigkeit durch das All bewegen und einen Einfluss auf das Wetter und die Stromversorgung auf der Erde haben können. In der Astrologie ist die Sonne der Herrscherplanet des Sternzeichens Löwe und beschreibt unsere Lebensaufgabe.

Im Überblick

- für intensive Seelenarbeit (an sich selbst oder anderen)
- für Psychopompos-Arbeit
- für die Betreuung von Sterbenden
- hilft Menschen, die unter energetischen Angriffen leiden
- zur energetischen Reinigung des Wohnbereichs
- zur Reinigung eines Platzes vor einem Ritual

- zur Beseitigung von belastenden Energien und als Schutz vor toxischen Beziehungen
- würziger, bitterer Geruch
- mit dem Wurzelchakra verbunden

Geführte Meditation

Ich empfehle Ihnen, die Meditation aufzunehmen, bevor Sie mit Palo Santo meditieren. Dann können Sie dem Text ganz entspannt zuhören, ohne ins Buch schauen zu müssen. Folgen Sie einfach der Vorbereitung auf eine geführte Meditation (Seite 34). Das Mandala kann Ihnen helfen, die meditative Erfahrung noch zu vertiefen.

Ich bin Palo Santo, die starke dunkle Kraft des Guten, die dir Stärke und Schutz vor der Dunkelheit bietet. Ich bin gekommen, um dunkle Orte mit Licht zu erhellen. Wenn du mit mir arbeitest, bringe ich dir Kraft und Liebe und wirksamen Schutz. Ich bin ein mächtiger Krieger. Meine Essenz erfüllt dein Energiefeld mit Blitz und Donner, die alle Dämonen vertreiben.

Bitte mich um Hilfe, wenn du dich vor fremden Energien schützen musst. Wenn du Kranke betreust, sorge ich dafür, dass du ihre Krankheit nicht annimmst.

An überfüllten, beklemmenden Plätzen, wo sich viele Menschen befinden, halte ich deine Hand. Wenn du mit anderen Seelen arbeitest, bin ich an deiner Seite. Ich verwandle Dunkelheit, Traurigkeit und seelischen Schmerz. Meine Liebe und meine Kraft beschützen dich vor allem, das dir nicht nützt oder dem Licht im Wege steht.

Gegenanzeigen

- Sollte nur von seriösen Herstellern und aus nachhaltigem Anbau bezogen werden. Das Öl wird aus dem Kernholz abgestorbener Äste gewonnen und ist teuer. Achten Sie darauf, kein verfälschtes Öl zu kaufen.
- Kann bei manchen Menschen Unverträglichkeiten auslösen.

Melissa *Viele Heiler sind sehr empathisch veranlagt und nehmen die Gefühle und Schmerzen ihrer Klienten auf. Ohne es zu bemerken, absorbieren sie die Energien ihres Umfelds.*

Melissa arbeitete als Krankenschwester auf einer psychiatrischen Akutstation. Sie bat mich um Hilfe, da sie chronisch erschöpft war und häufig unter Viruserkrankungen und -infektionen litt. Als sie wieder einmal krank wurde, sagte sie zu mir, dass sie »diese Sache nicht loswerden« könne. An ihren Worten, ihren hängenden Schultern und dem Überdruss in ihrer Stimme merkte ich gleich, dass eine schwere negative Energie auf ihr lastete.

Aufgrund ihres Berufs war mir gleich klar, dass sie das Trauma ihrer oft extrem aufgewühlten und verwirrten Patienten absorbierte. Melissa gab zu, dass sie ihr Energiefeld nicht reinigte, weil sie immer zu müde war, um daran zu denken.

Also begannen wir mit einer Heilbehandlung. Ich bat das Licht und Melissas geistige Begleiter um Hilfe, damit sie sich von allen Energien in ihrer Aura, die nicht ihrem höchsten Wohl dienten, befreien konnte. Dann baten wir den Geist des Palo-Santo-Öls, uns mit Liebe beim Vertreiben der Fremdenergien aus Melissas feinstofflichen Körpern zu unterstützen. Mit ein paar Tropfen Palo Santo auf meinen Händen bearbeitete ich Melissas Energiefeld. Ich zog die Energien aus ihr, indem ich Daumen und Zeigefinger in einer Spinnbewegung an-

einanderrieb, und ersetzte die dunkle Energie in ihren Chakren durch strahlendes weißes Licht.

Wir arbeiteten über einen Monat lang einmal in der Woche daran. Und jeden Tag, bevor Melissa zur Arbeit ging und bevor sie sich abends schlafen legte, verwandte sie Palo Santo, um ihr Energiefeld zu reinigen und zu schützen.

Melissa bemerkte fast sofort eine Veränderung. Zuerst fiel ihr auf, dass ihr Humor zurückkehrte und sie wieder lachen konnte. Ihr war nicht bewusst gewesen, wie niedergeschlagen sie schon gewesen war. Als es ihr immer besser ging, erkannte sie, dass sie immer noch viel Schutz brauchte, nicht nur vor ihren Patienten, sondern auch vor vielen anderen Situationen in ihrem Leben, die ihr die Energie raubten. Palo Santo bot ihr diesen Schutz.

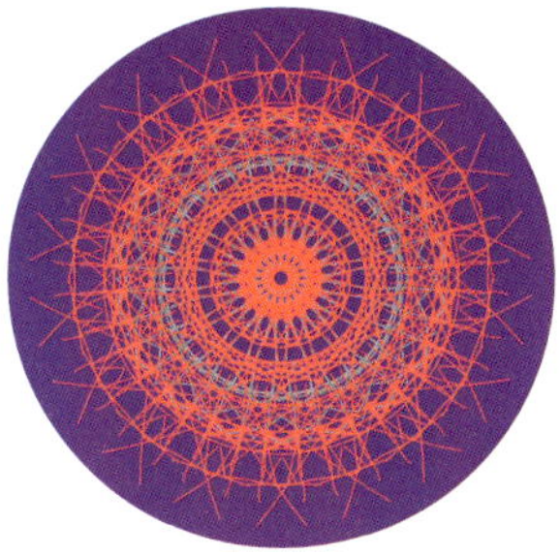

Patchouli: Erdung

»Der Schrecken des Erschütterns bringt Furcht und Zittern. Begib dich auf den Weg zu einer höheren Wahrheit und alles wird gut werden.« *I-Ging*

Patchouli hat eine beständige, niedrige Schwingung und ist ein verlässliches Hilfsmittel im Repertoire der heiligen Öle. Nach der Verwendung von hochfrequenten Ölen, die uns ein außerkörperliches Gefühl verleihen, verankert uns Patchouli wieder fest auf der Erde.

Die Arbeit mit Patchouli fühlt sich an, als würde man einen tiefen Atemzug nehmen und ein Paar Bleistiefel anziehen, besonders wenn man zuvor intensiv spirituell gearbeitet hat. Das Öl holt uns wieder zurück auf den Boden, verlangsamt unsere Schwingung und verbindet uns wieder mit der Welt des Alltags. Bestimmt ist das ein Grund, warum Patchouli bei den Hippies und der Flower-Power-Bewegung der 1960er-Jahre so beliebt war. Das Experimentieren mit psychedelischen Drogen wie LSD kann zu mentalem Burnout führen und die Energien dieser Substanzen belasten die Seele. Die erdenden Eigenschaften des Patchouli führen uns wieder in unseren Körper zurück und stellen das Gleichgewicht der Aura wieder her.

Botanische Informationen

Das Indische Patchouli (Pogostemon cablin) ist in Malaysien beheimatet, wird aber auch in anderen Ländern Asiens zur Ölgewinnung gezüchtet, unter anderem in Indonesien und China. Der Strauch wird bis zu drei Meter hoch und trägt weiß-violette Blüten. Die großen, duftenden Blätter verströmen einen warmen, intensiv würzigen Geruch, wenn man sie reibt. Das ätherische Öl ist gelblich braun oder grünlich braun und wird durch Dampfdestillation aus den Blättern und Trieben der Pflanze gewonnen.

Legenden und Historisches

Patchouli hat eine starke Verbindung zur Erde und zur Energie des Weiblichen. Seine Geschichte und Mythologie sind daher eng mit dem Archetyp Gaia, der Mutter aller griechischen Götter, verknüpft.

Der Legende zufolge begrub man den jugendlichen Pharao Tutanchamun zusammen mit mehreren Krügen Patchouli-Öl. In den indischen Sagen wird Patchouli mit Geld und Fülle assoziiert. Im 18. und 19. Jahrhundert steckte man getrocknete Patchouliblätter zwischen indische Seiden- und andere kostbare Stoffe, bevor sie an reiche Käufer in den Westen geliefert wurden. Die Blätter sollten die Textilien vor Motten und anderen Schädlingen schützen.

Esoterische Eigenschaften

Die erdenden Eigenschaften des Patchouli machen es zu einem der besten Öle für Transformationen. Es unterstützt uns, wenn wir mit den hohen Energien anderer Dimensionen arbeiten und senkt die Schwingungen auf ein angenehmes Maß, damit uns nicht die energetische Sicherung durchbrennt.

Trotz seiner erdenden Fähigkeit stimuliert Patchouli auch das höhere Bewusstsein, aber ohne uns damit zu überladen. Auf diese Weise hilft das Öl dabei, das zukünftige kollektive Bewusstsein zu verstehen und zu verarbeiten (in der Meditation oder auf Astralreisen) und es dann in unseren Zellen zu speichern, wo das Wissen zu einem späteren Zeitpunkt wieder abgerufen werden kann.

Patchouli-Öl verstärkt auch die Erinnerung an unsere Vorleben, besonders an Inkarnationen im Himalaya-Gebiet. Manchmal offenbart es uns auch ein vergangenes Dasein als andere Lebensform, etwa als außerirdisches Wesen.

Der Lehrmeister Patchouli hilft uns, das große Ganze im Leben zu sehen und uns auf unsere Seelenaufgabe einzustimmen, indem er uns all das zeigt und manifestiert, was wir sehen und woran wir arbeiten müssen.

Das könnte theoretisch auch bedeuten, dass wir die materiellen Dinge, die wir uns wünschen (oder von denen wir glauben, dass wir sie haben wollen), in unserem Leben manifestieren. Aber wenn wir das Öl für seinen höchsten, heiligsten Zweck nutzen, ermutigt es uns, zeitweise Opfer zu bringen oder Schwierigkeiten zu durchleben, um unsere Seelenaufgabe zu erfüllen und in unser Leben zu integrieren.

Patchouli befreit uns von emotionaler Verwirrung und stoppt die nervöse Überreiztheit nach energetisch anspruchsvoller Arbeit wie Telepathie, Wahrsagerei und Levitation. Es beruhigt auch allmählich unsere Aura, wenn sie zu weit und zu schnell ausgedehnt wurde.

Anwendungsgebiete

Patchouli stabilisiert uns, wenn wir uns überfordert haben und uns zerbrechlich, zittrig und empfindlich fühlen oder wenn wir aus dem Gleichgewicht geraten sind und unseren natürlichen Rhythmus verloren haben. Auch bei mentaler Erschöpfung ist Patchouli eine gute Wahl.

Patchouli mindert narzisstisches Verhalten – unser eigenes oder das von anderen Menschen. Außerdem wirkt es ausgleichend bei Stimmungsschwankungen.

Wenn wir unseren Körper durch den Konsum von Drogen oder als Folge von extremen übersinnlichen Erfahrungen verlassen, holt uns Patchouli sanft aber bestimmt wieder in den Körper zurück. Bei der Arbeit mit störrischen Geistern oder Wesen bietet uns das Öl nicht nur Schutz, sondern stabilisiert uns auch und stärkt unsere Konzentration. Wenn wir mit starken Energien zu tun haben, sorgt Patchouli dafür, dass wir verankert bleiben, denn es nährt und erdet uns. Darüber hinaus fördert es allgemein unser spirituelles Wachstum.

Karmischer Ursprung

Patchouli hat eine karmische Verbindung zur Erde (Seite 64) und zur Göttin Gaia.

Der griechischen Mythologie zufolge entstand Gaia, die Mutter Erde, aus den unendlichen Weiten des Chaos. Sie war die erste Göttin und sie gebar den Himmel, die Berge und das Meer. Alles, was danach kam, konnte erst durch ihre Schöpfung existieren. Sie war im wahrsten Sinne des Wortes die Mutter der Erde.

Auf Basis dieser Legende stellte der Chemiker James Lovelock in den 1970er-Jahren die Gaia-Hypothese auf. Sie besagt, dass die Erde ein globales Bewusstsein besitzt und das Leben ein selbstregulierendes System ist, in dem alle Organismen miteinander interagieren, um die perfekten Bedingungen für das Leben auf dem Planeten aufrechtzuerhalten. Ohne dieses globale Bewusstsein gäbe es kein Leben mehr.

Geführte Meditation

Ich empfehle Ihnen, die Meditation aufzunehmen, bevor Sie mit dem Patchouli-Öl meditieren. Dann können Sie dem Text ganz entspannt zuhören, ohne ins Buch schauen zu müssen. Folgen Sie einfach der Vorbereitung auf eine geführte Meditation (Seite 34). Das Mandala Ihnen helfen, die meditative Erfahrung noch zu vertiefen.

Werde still, öffne deinen Geist und warte ab, was geschieht. Akzeptiere, dass es Lektionen gibt, die du lernen musst, und erkenne, dass du deine Energie vielleicht blockierst, sodass sie nicht ungehindert fließen kann. Lasse dich nicht zu Wut oder Vorwürfen verführen, sondern behalte immer den blauen Himmel hinter den Gewitterwolken im Blick, ohne dich auf deiner Suche zu verausgaben. Du wirst alles, was du wissen musst, zur rechten Zeit erfahren.

Veredle deine Gedanken und dein Handeln. Verankere dich in der Erde, um von ihr genährt und gestärkt zu werden.

Manchmal müssen wir Grenzen setzen und unsere Macht zurücknehmen, um zu heilen. Wenn du dich ausruhst und mich dann fragst, was du für deinen weiteren Weg benötigst, helfe ich dir, stärker und weiser zu werden. Ich zeige dir Möglichkeiten, von denen du nie zu träumen gewagt hättest.

Im Überblick

- erdet und stabilisiert, besonders nach spiritueller Arbeit
- hilft beim Erinnern an vergangene Leben
- unterstützt bei der Arbeit mit starken Energien
- hilft, das große Ganze zu erkennen
- befreit von emotionaler Verwirrung
- passt ergänzend zu Elemi (Seite 68)
- warmer, voller, würziger Duft
- mit dem Wurzelchakra verbunden

Gegenanzeigen

Kann in seltenen Fällen eine Unverträglichkeit auslösen und sollte daher anfangs mit Vorsicht verwandt werden.

Bridget ist eine Priesterin/Schamanin, die auf einer entlegenen schottischen Insel lebt. Ihre Arbeit besteht unter anderem darin, Menschen mit ihren Ahnen zu verbinden. Sie geht für diese Personen auf schamanische Reisen, auf denen sie Botschaften von weiblichen Vorfahren empfängt, die ihre Klienten bei ihrem spirituellen Wachstum unterstützen sollen.

Als ich Bridget zum ersten Mal begegnete, war sie zuvor viele tausende Jahre durch die Zeit gereist, um sich mit Geistern zu verbinden, und die Rückkehr in »ihre« Welt fiel ihr schwer. Sie fühlte sich erschöpft und sehr einsam.

Es kam ihr auch vor, als würde sie von ihren Reisen gar nicht wirklich zurückkommen wollen. Schamanen sind in beiden Welten zu Hause und die Dimension der Geister übt eine große Anziehungskraft aus, sofern man bei der Rückkehr in unsere Welt nicht völlig geerdet ist. Ich spürte, dass ihr das

Patchouli-Öl mit seiner erdenden Wirkung nach extremer spiritueller Arbeit helfen konnte.

Und so beschrieb mir Bridget ihren Kontakt zu einem ihrer eigenen Ahnen, der sie mit dem Geist des Öls verbunden hatte:

»Ich begegnete einem alten Mann. Er war dünn und hager und in schmutzige Lumpen gehüllt. Von seinen zerrissenen Ärmeln baumelten Knochen. Sein Gesicht veränderte sich mit jedem Geist, der ihn besuchte. Er war ein weiser Ahne, der alle Geschichten meiner Vorfahren kannte, und er war das Oberhaupt meines Stammes. In seinem Beutel hatte er Töpfe mit Kräutern, Zweigen und Flechten. Er war dunkel und geheimnisvoll und saß inmitten eines Aschekreises, der einen schützenden Ring um ihn zu bilden schien.

Er sprach über spirituelle Aufgaben und während er redete, spürte ich, dass ich Weisheit erlangt hatte und besser verstand, was mit mir und meiner Seele geschah, wenn ich mich für andere Menschen auf Reisen begab. Ich erkannte, dass ich Aspekte meiner Seele in der Welt der Ahnen gelassen hatte und sie so bald wie möglich zurückholen musste. Zusammen mit einem schamanischen Freund holte ich mir meine verlorene ›Essenz‹ wieder, während der Geist des Patchouli uns bewachte.

Mittlerweile holt mich das Patchouli-Öl immer zurück, wenn ich zu lange und zu weit reise. Es gibt mir nicht nur die Kraft, etwas zu verändern, sondern auch das Wissen, dass der Suchende nie allein ist, sondern immer seine geistigen Helfer um Unterstützung bitten kann. Patchouli ist mein schützender Talisman.«

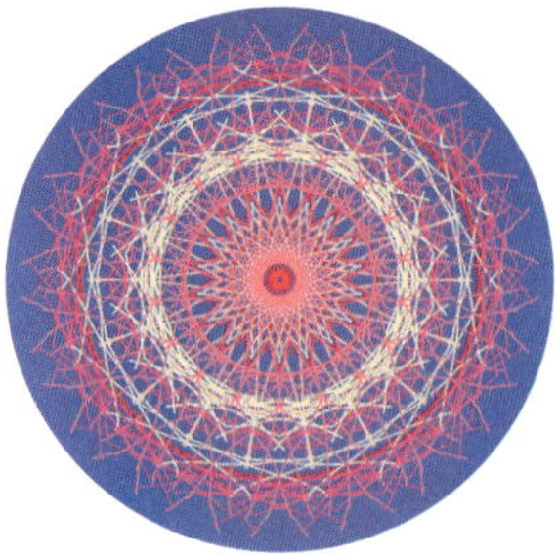

Ravensara: Heilung von Seelenwunden

»Vater, mein Herz ist in Stücke gebrochen. Ich muss es in deine Obhut geben. Wirst du dich für mich darum kümmern? Ich möchte wieder lieben können. Ich möchte nicht bitter und zerbrechlich sein.«
Anonym

Wenn die Seele verletzt wird, wirkt sich der Schmerz auf jeden Aspekt unseres Lebens aus, ganz gleich, ob wir uns dessen bewusst sind oder nicht. Seelenwunden sind ein Teil des Menschseins und ich glaube, dass sie Schmerzen sind, die wir nicht ohne Grund erfahren. Sie geben uns Reife und machen uns stärker. Wenn wir versuchen, unsere Seelenwunden zu heilen, können wir daran wachsen und wir entwickeln und stärken unser Bewusstsein. Und das ist es, worum es im Leben geht.

Ravensara hilft uns, diese Wunden mit Sanftheit zu heilen. Es stimmt sich auf die Schwingungen des Seelenleids ein und befreit uns wirkungsvoll von traumatischen Erlebnissen, die uns bewusst oder unbewusst belasten.

Botanische Informationen

Der traditionelle Name des Baums Ravensara aromatica lautet »heilende Blätter«. Er ist in den tropischen, immergrünen Wäldern Madagaskars beheimatet und wird bis zu 20 Meter hoch. Seine Blätter, Rinde und Nüsse verströmen einen angenehmen würzigen Duft, der an Eukalyptus erinnert.

Das ätherische Öl wird durch Dampfdestillation aus den Blättern gewonnen. Verwechseln Sie es nicht mit dem Öl, das aus der Rinde hergestellt wird, und ebenfalls Ravensara, aber auch Ravintsara oder Havozo genannt wird, und eine ganz andere Wirkung hat als das Öl der Blätter.

Legenden und Historisches

In der Mythologie Madagaskars finden sich viele Geschichten über die Verwendung von heiligen Ölen. Diese Legenden, Aganos genannt, gehören zur mündlichen Tradition der Einheimischen, weswegen auch nur wenig davon niedergeschrieben wurde.

In diesen alten Geschichten verehrten die Madagassen den Gott Zanahary. Er war der Schöpfer der Welt, des Himmels und der Erde. Sein Sohn Andrianerinerina wurde zum Herrscher über den Himmel gemacht. Der dritte Gott war Andriamanitra (sein Name bedeutet »duftender Herr«), der über die Ahnen herrschte. Die Ahnen übten einen großen Einfluss auf das spirituelle Leben der Menschen aus.

Esoterische Eigenschaften

Ravensara ist ein sehr mächtiges Öl, das emotionale Blockaden lösen kann, um die tiefen Seelenwunden freizulegen. Wir alle haben mit unseren »Dämonen« zu kämpfen – oft in Form von Problemen, die uns eine Möglichkeit zu spirituellem Wachstum bieten. Wenn wir uns diesen Problemen stellen und sie bewältigen, breiten wir unsere Flügel aus und können mehr Weisheit und Licht empfangen.

Ravensara hilft uns dabei, die Seelenwunden zu heilen. Vielleicht wurden sie uns in diesem Leben zugefügt oder sie stammen aus Erfahrungen, die wir in unseren vergangenen Leben gemacht haben. Medikamente oder Psychotherapie haben auf solche Wunden keinen Einfluss, denn diese Behandlungsmethoden dringen nur selten in die Tiefen vor, in denen die Seelenwunden sitzen. Die Heilung muss daher aus dem Inneren kommen und auf der Ebene der Seele geschehen.

Seelenwunden können sich auf verschiedene Arten manifestieren. Oft zeigen sie sich in Form von belastenden Gefühlen, etwa als Ängste, als mangelndes Selbstwertgefühl oder als Unfähigkeit, zu lieben und Liebe anzunehmen. Oft glauben wir dann, dass wir das Gute im Leben nicht verdient haben, und fühlen uns innerlich leer.

Ravensara kann auf sanfte Weise in die Tiefen der Seele vordringen und uns das Gefühl vermitteln, dass uns auf unserem Weg zur Heilung nichts gegeben wird, das wir nicht bewältigen können. Wir müssen einfach darauf vertrauen.

Anwendungsgebiete

Verwenden Sie Ravensara, um schmerzhafte Gefühle, die Sie schon lange belasten, aufzulösen. Seelenwunden sind die Alarmsignale in unserem Leben, die sich besonders in schwierigen Zeiten bemerkbar machen. Sie beeinflussen fast all unsere Gefühle und unser Verhalten in alltäglichen Situationen. Auch auf unsere Beziehungen und unsere Weltanschauung wirken sie sich aus.

Seelenwunden sind komplex und schwer zu durchschauen. Oft sind sie die Ursache für scheinbar unbegründete Ängste und Phobien. Die Ängste vor Spinnen, Schlangen und Höhen, aber auch Klaustrophobie und Agoraphobie entstehen oft nach einem Ereignis, das die Seele durchstochen und eine bleibende Wunde hinterlassen hat. Ich stelle mir Ravensara wie ein sanftes Paar Hände vor, das ganz behutsam den Splitter herauszieht, sodass nichts mehr davon übrig ist und die Wunde vollständig heilen kann.

Karmischer Ursprung

Ravensara hat eine karmische Verbindung zu Neptun (Seite 121) und zu Chiron.

Unsere Seelenwunden bieten uns die Möglichkeit, Mitgefühl für andere Wesen zu entwickeln. Die archetypische Energie des Chiron, der durch Ravensara wirkt, zeigt uns, wie das geht.

Der Asteroid Chiron, der sich zwischen den Umlaufbahnen des Jupiter und des Uranus befindet, wurde im Jahr 1977 entdeckt und nach dem Zentauren Chiron aus der griechischen Mythologie benannt. Chiron war der unsterbliche Sohn des Kronos (der bei den Römern Saturn hieß). Im Gegensatz zu den anderen Zentauren, die wild und rüpelhaft waren, hatte Chiron ein sanftes Gemüt und war ein talentierter Heiler. Er ist der Archetyp des verwundeten Heilers. Er wurde durch ein Versehen von einem Pfeil getroffen. Dieser Pfeil, der mit dem Blut der Hydra vergiftet war, fügte ihm eine tödliche Wunde zu. Da er aber unsterblich war, blieb er am Leben. Schließlich tauschte Prometheus mit ihm den Platz, damit Chirons Leid ein Ende fand. Um ihn zu ehren und auf andere Weise unsterblich zu machen, gab ihm der Göttervater Zeus einen Platz am Himmel – als das Sternbild Schütze.

Geführte Meditation

Ich empfehle Ihnen, die Meditation aufzunehmen, bevor Sie mit Ravensara meditieren. Dann können Sie dem Text ganz entspannt zuhören, ohne ins Buch schauen zu müssen. Folgen Sie einfach der Vorbereitung auf eine geführte Meditation (Seite 34). Das Mandala kann Ihnen helfen, die meditative Erfahrung noch zu vertiefen.

Ich bin hier, um deine Seele zu heilen. Diese Wunden sprechen nicht auf Medikamente oder andere Behandlungen an. Sie sind die Splitter tief in deinem Herzen, die du als Last durch dein ganzes Leben trägst.

Öffne dein Herz. Wie fühlt sich das an? Angst, Verrat, Verlassenheit oder das Gefühl, im falschen Körper, im falschen Land, mit der falschen Hautfarbe oder zur falschen Zeit geboren zu sein, können Seelenwunden sein.

Was du jetzt auch fühlst, lass zu, dass die tiefgehende, liebevolle Energie, die ich dir bringe, wie Licht durch deine Seele und deinen Geist strömen kann. Wenn du mit mir arbeitest, wirst du dich vielleicht sanft wiegen und drehen, während sich der Schmerz von dir ablöst.

Schwankende, pulsierende, wippende und drehende Bewegungen sind immer ein Zeichen dafür, dass der Körper sein Gleichgewicht wiederherstellt und in seine ruhige Mitte zurückfindet.

Gib dich der Bewegung hin. Bewege dich mit Anmut und Leichtigkeit aus dem Unwohlsein heraus. Was auch immer dir deine Kraft und Ganzheit genommen hat, verwandelt sich jetzt in Harmonie und Selbstmitgefühl.

Lass die belastenden Gefühle los. Schwebe vor der Negativität davon. Wenn du dich auf diese Absicht konzentrierst, geht es ganz einfach und mühelos.

Atme wieder. Spür den Trost und die Offenheit deines Körpers. Spüre die Freiheit der inneren Beweglichkeit und deine Verbindung zum Rhythmus der Erde. Du bist eins mit dem kosmischen Tanz. Gib dich hin und tanze mit dem galaktischen Strom. Meditiere weiter und spüre, wie du auf den höheren Ebenen tanzt.

Wenn du bereit bist, komm langsam aus der Meditation zurück und lass deinen Energiekörper wieder in deinen physischen Körper schweben. Wackele mit deinen Fingern und Zehen, um die inneren Bewegungen widerzuspiegeln und um dein Körpergefühl zu wecken. Rolle deinen Kopf sanft von einer Seite auf die andere und genieße die Leichtigkeit der Bewegung. Öffne langsam deine Augen und lass das Licht hinein. Betrachte deine Umgebung. Lächle und strecke deinen Körper mit geschmeidigen Bewegungen. Sei wieder ganz im Hier und Jetzt präsent.

Das ist mein Geschenk für dich, aber auch dein Geschenk an dich selbst. Nun beginnt die Heilung deiner Seelenwunden.

Im Überblick

- befreit von seelischen Schmerzen und innerer Unruhe
- heilt tiefe Seelenwunden
- heilt das Gefühl, minderwertig zu sein
- heilt das Gefühl, nicht gehört zu werden
- lindert das Gefühl, im falschen Körper geboren worden zu sein
- heilt das Gefühl, ungeliebt oder nicht liebenswert zu sein
- lindert das Gefühl, verlassen worden zu sein
- würziger Duft
- mit dem Kronenchakra verbunden

Gegenanzeigen

Nicht während der Schwangerschaft verwenden.

Jane war eine Frau, die scheinbar alles hatte. Sie führte ein erfolgreiches internationales Unternehmen, das Sportbekleidung herstellte. Aber sie hatte auch eine Phobie, die ihre Höhenflüge im wahrsten Sinne des Wortes bremste.

Sie hatte Angst vor dem Fliegen, weil sie unter Klaustrophobie litt. Aufgrund dieser Angst vor beengten Räumen konnte sie keinen Aufzug verwenden, keine U-Bahn betreten und nicht ins Flugzeug steigen. An unbekannten Orten fiel es ihr selbst schwer, die Toilettentür abzuschließen.

Jane hatte es schon mit Hypnose und Homöopathie versucht, aber nichts half gegen ihr Problem. Je erfolgreicher sie wurde, desto schlimmer wurde auch ihre Phobie. Sie konnte nicht verstehen, woher diese Ängste kamen.

Wenn meine Klienten die Ursache ihres Problems nicht kennen, versuche ich, ihnen auf intuitivem Wege zu helfen. Ich lasse sie den Duft von vier verschiedenen Ölen riechen, um herauszufinden, ob eines davon einen besonderen Eindruck hervorruft. Ich bitte meine Klienten, dabei nur auf ihr Herz zu hören und dem Verstand eine Auszeit zu geben.

Die Eindrücke, die beim Riechen an den Ölen entstehen, reichen von einer subtilen Neugier über eine überraschende intuitive Erkenntnis bis hin zu einer alten Erinnerung, die plötzlich wieder auftaucht. Wir müssen uns der Erfahrung nur öffnen und sehen, was sich uns zeigt.

Jane schnupperte erst an der Rose, dann am Patchouli und dann am Perubalsam. Schließlich landete sie bei Ravensara. Sie hielt die Flasche eine ganze Weile an ihre Nase, dann schloss sie ihre Augen und erzählte mir ein Erlebnis aus ihrer frühen Kindheit, an das sie sich auf einmal erinnerte. Jane sagte, dass ihre Mutter sie manchmal stundenlang in einem Schrank einschloss, während sie einkaufen ging. Jane stammte aus einer wohlhabenden Familie, die nach außen hin gesellig und charmant wirkte, aber schon als Kind wusste sie, dass das Verhalten ihrer Mutter nicht normal war. Jane verdrängte diese Erinnerungen und erzählte niemandem dieses »dunkle« Geheimnis, um keinen Ärger zu bekommen. Als sie acht Jahre alt war, ließen sich ihre Eltern scheiden und um Jane kümmerte sich fortan ihre Großmutter, die ihr riet, ihre Kindheitsängste zu vergessen.

Das Erinnern an ihre Kindheit ermöglichte es Jane, das Trauma dieser Zeit zu erkennen und loszulassen. Sie arbeitete an ihrer Fähigkeit, zu vergeben, und heute kann sie sich auf ihren Höhenflug einlassen und ihr Unternehmen ungehindert weiter ausbauen. Ihre Seelenwunde ist geheilt.

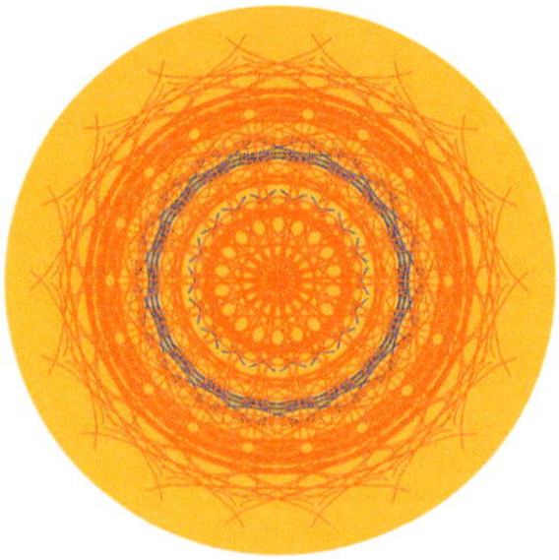

Ringelblume: Visionen und Prophezeiungen

»Sträube dich nicht gegen das, was ist.
Folge einfach dem Fortschritt der Wahrheit.« *I-Ging*

Die Ringelblume schimmert nur so vor Energie. Sie öffnet Portale in andere Welten und bringt uns oft auf eine neue Bewusstseinsebene. Sie umfasst so viele Dimensionen, dass man sich die Grenzen ihres Wirkens kaum vorstellen kann, denn sie ist zeitlos und unermesslich. Das Öl der Ringelblume eignet sich gut für Menschen, die von der Energie ihrer spirituellen Arbeit überwältigt werden – es holt sie sanft wieder auf den Boden zurück. Außerdem fördert es Träume und Visionen. Das goldgelbe Öl vermittelt ein Gefühl von Wärme und Freude. Seine feminine Energie wirkt nährend und hellt die Stimmung auf.

Botanische Informationen

Das Öl wird durch Destillation aus den orangen Blütenblättern der Ringelblume (Calendula officinalis) gewonnen. Der Name Calendula stammt vom lateinischen Wort für den ersten Tag des Monats, calendae. Die Blütezeit der Pflanze dauert auf der Nordhalbkugel von Anfang Juni bis November oder sogar noch länger. Die Bezeichnung officinalis deutet darauf hin, dass die Ringelblume aufgrund ihrer medizinischen Eigenschaften auch in Apotheken verkauft wurde. Das dickflüssige, klebrige Öl hat einen intensiven moschusartigen Geruch.

Achten Sie beim Kauf von Ringelblumen-Öl darauf, aus welcher Pflanzenart es hergestellt wurde. Manchmal stammt es auch von der afrikanischen Ringelblume Tagetes – eine andere Gattung, deren Öl nicht die spirituellen Eigenschaften von Calendula besitzt.

Legenden und Historisches

In vielen Kulturen der Welt wird die Ringelblume seit langer Zeit als heilige Pflanze angesehen. Die Azteken glaubten, dass eine Essenz aus den Blüten ein Heilmittel für die Verletzungen durch einen Blitzschlag war. Auch in religiösen Zeremonien und Ritualen wurde diese Essenz verwandt, um starke Energien zu beschwören.

In Mexiko verwendet man Ringelblumen auch bei den Feierlichkeiten zum Diá de los Muertos – dem Tag der Toten, der am ersten November begangen wird, um alle Ahnen zu ehren, aber ganz besonders Angehörige und Freunde, die im vergangenen Jahr gestorben waren. Gräber und Hausaltäre werden mit Ringelblumen bestreut, um die Seelen der Verstorbenen zu ihren Verwandten zu führen. Man sagt, dass die Seelen vom intensiven Geruch der Blüten angezogen werden.

In Indien lässt man die Blüten der Ringelblume in Quellwasser ziehen und benetzt dann damit die Augen. Das soll Visionen von Naturwesen hervorrufen.

Esoterische Eigenschaften

Das Öl der Ringelblume ist eines von mehreren Ölen mit einer ätherischen Verbindung zu den Tempellehren der Maria Magdalena, der Mutter aller Myrrhophoren. Es symbolisiert ihre weise Führung und bietet einen Zugang zu ihrem Wissen über die Arbeit mit allen heiligen Ölen. Somit ist es auch ein Portal zu ihrem Tempel

Seit tausenden von Jahren wird das Öl der Ringelblume für Weissagung und Heilung verwandt. Die Weisheit, die ihm innewohnt, bildet einen Spiegel, der unseren wahren Weg offenbart und uns mit Aspekten unseres Selbst auf anderen Dimensionen verbinden kann. (Manche esoterischen Philosophien glauben an eine Überseele, die in mehreren Dimensionen und Leben gleichzeitig existieren kann.) Das Öl der Ringelblume sieht alles und weiß alles.

Anwendungsgebiete

Verwenden Sie dieses Öl, wenn Sie einer Sache auf den Grund gehen müssen. Es wird Ihnen die Einsicht liefern, damit Sie das Problem verstehen. Das Ringelblumen-Öl kann in vielen schwierigen Situationen helfen, unter anderem bei Gewalt und Missbrauch (um davor zu schützen oder davon zu heilen), emotionalem Trauma, Angst, Trauer, Kummer, Schuldgefühlen und Eifersucht. Die Ringelblume schützt vor negativen Gefühlen – vor unseren eigenen oder vor den Gefühlen anderer – und ist das perfekte Öl, wenn wir einen Konflikt klären oder jemandem vergeben wollen.

Wenn wir in die Zukunft blicken wollen, um zu einer bestimmten Situation Informationen zu erhalten oder nach der Lösung eines Problems zu suchen, ist das Öl der Ringelblume ein unverzichtbarer Helfer. Wir erfahren dabei immer nur so viel, wie wir wissen müssen, und erhalten die Informationen oft in Form von Bildern, über die wir nachdenken und meditieren müssen, um sie zu entschlüsseln.

Karmischer Ursprung

Das Öl der Ringelblume ist mit der Sonne und mit Maria Magdalena verbunden.

DIE SONNE Die Sonne ist der Stern im Zentrum unseres Sonnensystems. Ohne die Wärme und das Licht der Sonne gäbe es kein Leben auf der Erde. In der Astrologie ist die Sonne die dominante Kraft des Sternzeichens Löwe, die unsere Lebensaufgabe beschreibt.

Das Öl hat viele botanische und esoterische Verbindungen zur Sonne. Als heliotrope Pflanze (die Blütenköpfe wenden sich im Verlauf des Tages immer dem Licht zu) hat die Ringelblume eine natürliche Affinität zur Sonne. Der Aufbau der Blütenkörbe – ringförmig angeordnete Zungenblüten am Rand und Röhrenblüten in der Mitte – lässt die Blumen wie strahlende Sonnen aussehen.

MARIA MAGDALENA Der englische Name der Ringelblume lautet marigold, »Mariengold«, und bezieht sich auf Maria Magdalena. Seit Jahrhunderten wird diese historische Figur verteufelt und ihre Rolle im Leben Jesu missverstanden. Sie war eine Lehrerin in der Tradition der ägyptischen Mysterienschule der Isis. Ihre Lehren behandeln hauptsächlich Energiearbeit und Seelenwandlungen. Sie war eine ausgebildete und erfahrene Tempelpriesterin und gehörte einer langen Tradition von Lichtarbeitern an. Der Zugang zu ihrem ätherischen Tempel (Seite 35) kann mit der Hilfe der Öle und durch Meditation geöffnet werden.

Geführte Meditation

Ich empfehle Ihnen, die Meditation aufzunehmen, bevor Sie mit dem Öl der Ringelblume meditieren. Dann können Sie dem Text ganz entspannt zuhören, ohne ins Buch schauen zu müssen. Folgen Sie einfach der Vorbereitung auf eine geführte Meditation (Seite 34). Das Mandala kann Ihnen helfen, die meditative Erfahrung noch zu vertiefen.

Verwende mich, um Zugang zu den spirituellen Reichen erhalten und dich an Sternenmustern in anderen Galaxien zu verankern, um neue Informationen zu erhalten.

Ich bringe dir Kraft, Liebe und Weisheit, damit du mit neuem Wissen arbeiten und seine Bedeutung verinnerlichen und verarbeiten kannst.

Ich bin ein Öl für Heiler und Seelenbegleiter. Ich bringe dir einen Schild aus Licht, der deine Aura und deine Seele vor Energieentzug und Fremdeinflüssen schützt, wenn du die Seelen anderer betreust.

Arbeite mit mir, um dein Energiefeld zu verstärken, während du in anderen Dimensionen nach deiner Seelenessenz suchst.

Ich existiere seit Millionen von Jahren. Für mich sind Jahrzehnte nur ein Augenblick. Ich zeige dir neue Perspektiven auf dein Leben

Schau tief in mein Wesen, um sofortige Klarheit und Stille im Geist zu erlangen. Ich helfe dir auf sanfte Weise, deine Aufmerksamkeit auf den gegenwärtigen Moment zu richten, ohne ihn zu bewerten oder verändern zu wollen.

Ich helfe dir, mit deinem dritten Auge zu sehen, damit du erkennen kannst, was du wahrnehmen musst, um deine Flügel auszubreiten und zu wachsen.

Im Überblick

- lässt uns die Ursachen eines Problems oder einer Situation erkennen
- schützt vor negativen Gefühlen
- kann uns Einblicke in die Zukunft geben
- intensiver, moschusartiger Duft
- mit dem Stirnchakra verbunden

Gegenanzeigen

- Es gibt zwei unterschiedliche Ringelblumen-Öle. Achten Sie beim Kauf darauf, dass das Öl auch von der Pflanze Calendula officinalis stammt.
- Die Ringelblume ist ein Emmenagogum (kann eine Menstruation auslösen) und sollte daher auf keinen Fall in der Schwangerschaft verwendet werden.

David steckte in einer Zwickmühle. Vor Kurzem hatte er Victoria kennengelernt. Sie war 20 Jahre jünger als er, fast auf den Tag genau. Er wusste nicht, warum er sich so zu ihr hingezogen fühlte und warum es ihm so vorkam, als hätten sich ihre Seelen sofort erkannt. Vielleicht kannte er sie aus einem vergangenen Leben, aber er war sich nicht sicher und gab zu, dass er seinen Gefühlen nicht traute.

Bei ihrer ersten Begegnung fand er Victoria nicht einmal attraktiv. Für seinen Geschmack wirkte sie zu süß und unschuldig. Eigentlich stand er auf temperamentvolle Frauen, die sich nicht unterordneten. Dennoch übte Victoria eine besondere Anziehung auf ihn aus. David fühlte sich jedoch nicht bereit für eine Beziehung. Sollte er es wagen oder den Kontakt lieber abbrechen, bevor sich etwas Ernsteres entwickelte?

David musste seine Verbindung zu Victoria verstehen, damit er eine spirituelle Sichtweise auf sie erlangte und sie nicht nur als eine Frau, an der er normalerweise kein Interesse hätte, betrachtete. Drei Tage lang meditierte er jeden Morgen und bat die Ringelblume um Rat. Er fragte: »Wer ist Victoria? Warum haben wir uns kennengelernt? Warum sind wir jetzt zusammen?« Jedes Mal sprach die Ringelblume zu ihm und gab ihm alle benötigten Antworten in Form von Bildern, über die er dann meditierte.

Das erste Symbol, das er empfing, war das Bild einer einzelnen, rosafarbenen Rose, das ihm zeigte, dass Victoria die Essenz der wahren Liebe war.

Das zweite Symbol führte ihn in einen Raum, in dem ein lockiges Kind auf dem Boden lag und ein Buch in den Händen hielt. Das Kind sah aus wie David als kleiner Junge. War es sein Sohn?

Das letzte Bild zeigte Davids Wohnung, aber sie war komplett leer. Keine Möbel, keine Bücher, kein Fernseher, kein Essen im Kühlschrank. Sie sah aus, als wäre sie vor einem Umzug ausgeräumt worden. David war nicht beunruhigt, sondern seufzte erleichtert auf. Es war Zeit, den nächsten Schritt im Leben zu machen, und nun wusste er, mit wem er ihn gehen sollte.

Rose: Liebe und Selbstliebe

»Die Rose kann uns helfen, unser Bewusstsein an unsere Engel und an unser engelhaftes Selbst in unserem Inneren anzunähern. Wenn wir den Duft der Rose einatmen, nehmen wir die Liebe und Küsse der Engel auf.« *Valerie Ann Worwood*

Das Rosenöl ist die Königin der Öle – ein wahrer Segen aus der Flasche. Dieses Öl wird verwendet, wenn wir bedingungslose Liebe, göttliche Einsicht und Weisheit brauchen, um eine verzweifelte, hoffnungslose Person oder eine aussichtslose Situation zu heilen.

Die Energie des Rosenöls ist mit der göttlichen Weiblichkeit verbunden. Sie ist sanft, aber gleichzeitig unglaublich stark. Es ist ein Öl für Geist und Seele, das unsere Herzen öffnet und uns hilft, Trauer und Kummer zu verarbeiten. Außerdem macht es uns empfänglicher für spirituelles Wissen.

Es gibt zwei Arten von Rosenöl: das normale Rosenöl und Rosen-Absolue. Das normale Rosenöl wird durch Dampfdestillation gewonnen, während Rosen-Absolue durch ein Extraktionsverfahren mit Lösungsmitteln produziert wird. Beide Öle riechen wunderbar, aber bei der Herstellung von Rosen-Absolue entstehen mehr Öl und ein intensiverer Duft, weswegen es vorwiegend in der Parfumherstellung zum Einsatz kommt, während das normale Rosenöl für die Aromatherapie verwendet wird. Letzteres wird auch als »Rose Otto« bezeichnet. Der Name kommt vom persischen Wort atar-gul (»Rosenessenz«) und vom arabischen utur, was »Parfums« oder »Düfte« bedeutet.

Botanische Informationen

Für die Herstellung von Rosenöl werden hauptsächlich zwei Rosenarten kultiviert. Rosa damascena, die Damaszener-Rose, wird in Bulgarien, China, Indien, Pakistan, Russland, Usbekistan, im Iran und in der Türkei gezüchtet. Rosa centifolia, die Zentifolie oder Kohl-Rose, wird vorwiegend in Ägypten, Frankreich und Marokko angepflanzt. Um einen Liter ätherisches Öl zu destillieren, benötigt man über drei Kilogramm Rosenblüten. Ein Tropfen des Öls enthält also 60 Rosenblüten. Die Blüten werden vor Sonnenaufgang von Hand gepflückt und noch am selben Tag verarbeitet. Da die Herstellung sehr aufwendig ist und die Blüten nur wenig Öl enthalten, ist das Rosenöl sehr teuer.

Legenden und Historisches

In den Texten aller großen Religionen erscheint die Rose als ein Zeichen der wundersamen Liebe, die in der Welt Gutes tut. In den Mythen und Göttergeschichten des Altertums war die Rose ein Symbol der ewigen Liebe. Heiden verwenden Rosen als Schmuckelemente, die eine Verkörperung des Herzens darstellen sollen.

Die Muslime betrachten die Rose als Symbol für die menschliche Seele. Das Einatmen des Rosendufts erinnert sie daher an ihre Spiritualität. Im Hinduismus und im Buddhismus wird mit Rosen und anderen Blumen ein Ausdruck spiritueller Freude vermittelt. Im Christentum erinnert die Rose an den Garten Eden, ein Paradies, das die ursprüngliche Schöpfung Gottes vor dem Sündenfall darstellte.

Esoterische Eigenschaften

Im Laufe der Geschichte gab es unzählige Wunder und Begegnungen mit Engeln, bei denen Rosen eine Rolle spielten. Viele Menschen glauben, dass Engel und andere heilige Wesen Rosenduft verbreiten, um auf ihre Anwesenheit aufmerksam zu machen.

Im Islam wird der Rosenduft mit der Heiligkeit der menschlichen Seele assoziiert. Wenn der Duft von Rosen in der Luft liegt, aber keine Blumen in der Nähe sind, bedeutet das, dass Gott oder einer seiner Engel eine Botschaft übermittelt, die durch »Hellriechen« (also Hellsehen für den Geruchssinn) empfangen werden kann. Solche Botschaften sollen der Ermutigung dienen.

Im katholischen Glauben wird der Rosenduft oft auch der »Duft der Heiligkeit« genannt, da er auf die Präsenz der spirituellen Heiligkeit hinweist.

Damit wir uns unseres wahren Selbst bewusst werden können, müssen wir Selbstliebe und Selbstfürsorge üben. Die Rose lehrt uns, wie wir uns mit der Liebe verbinden. Das ist eine ihrer wichtigsten, schönsten und einfachsten Lektionen. Sie befreit uns und erhebt uns in spirituelle Gefilde, sodass wir unsere Grundenergie mit Freude anreichern können. Die astrale Form dieses Öls verwandelt die Energie unseres Herzens.

Anwendungsgebiete

Jeder, der nach innerem Frieden, emotionaler Unterstützung und spirituellem Einklang sucht, wird vom Öl der Rose profitieren. Es wirkt aufhellend auf Erwachsene, die unter einer schweren Krankheit leiden, einen schlimmen Unfall oder ein anderes traumatisches Erlebnis hatten oder denen eine Operation oder eine größere medizinische Untersuchung bevorsteht. (Das gilt auch für Kinder, die alt genug sind, um zu verstehen, was mit ihnen geschieht.) Die Rose hilft älteren Menschen, besonders wenn sie sehr geschwächt sind, aber auch allen, die unter chronischen körperlichen oder seelischen Beschwerden leiden. Sie beruhigt auch jene, die, aus welchen Gründen auch immer, Heilung, Trost und Liebe brauchen, vor allem in Phasen der Trauer.

Das Rosenöl unterstützt uns auch auf der Suche nach unserem wahren Selbst, wenn wir uns folgende Fragen stellen:

- Bin ich mir meiner eigenen Macht bewusst?
- Erkenne ich mein volles Potenzial?
- Spiele ich die Rolle des Opfers oder jene des Siegers?
- Setze ich meine Kräfte zum Wohle der Menschheit ein?
- Verbinde ich mich mit der göttlichen Quelle meiner Energie?
- Konzentriere ich mich auf das Wesentliche und Nützliche?
- Was kann ich tun, um mein Leben in eine bessere Richtung zu lenken?
- Welche Möglichkeiten stehen mir zur Verfügung und wie nutze ich sie?

Karmischer Ursprung

Die Rose hat eine karmische Verbindung zur Venus (Seite 121), zu Lemurien (Seite 71) und zur göttlichen Weiblichkeit.

Das Mysterium der göttlichen Weiblichkeit konzentriert sich auf die kreativen, nährenden Aspekte der Schöpfung. Die charakteristischen Eigenschaften der göttlichen Weiblichkeit sind Liebe, Frieden, Inspiration, Heilung, Mitgefühl, Einsicht und Weisheit. Die göttliche Weiblichkeit wirkt im Einklang mit der heiligen Männlichkeit, um das Gleichgewicht des Universums zu bewahren.

Geführte Meditation

Ich empfehle Ihnen, die Meditation aufzunehmen, bevor Sie mit dem Öl der Rose meditieren. Dann können Sie dem Text ganz entspannt zuhören, ohne ins Buch schauen zu müssen. Folgen Sie einfach der Vorbereitung auf eine geführte Meditation (Seite 34). Das Mandala kann Ihnen helfen, die meditative Erfahrung noch zu vertiefen.

Stimme deine Sensibilität auf die Lieblichkeit und Schönheit des Rosenöls ein und du wirst die göttliche Energie der kosmischen Mutter verstehen. Sie strahlt Liebe aus, um der Menschheit Heilung zu spenden.

Um mit mir in Kontakt zu treten, komm zur Ruhe und konzentriere dich auf die Stille in der Mitte einer Rose. Richte deine Aufmerksamkeit und damit auch dein Bewusstsein sanft auf dein Herz. Dann wirst du in deiner inneren Stille meine Worte vernehmen.

Denk daran, dass Liebe das göttliche Gesetz ist. Wir existieren, damit wir lernen zu lieben. Du liebst, damit du lernst zu leben. Das ist die einzige Lektion, die die Menschheit lernen muss.

Liebe kennt keine Grenzen. Atme den Duft der Liebe durch dein Herz ein, sauge das Licht aus den geistigen Welten ein und lass es dein gesamtes Wesen erfüllen.

Das Beschwören der Liebe mithilfe dieses Öls ist ein göttlicher Akt, der die Herzen und Gedanken von der fernen Vergangenheit heilt. Du wirst dadurch zu einem Medium der Energie, das in der Gegenwart und in der Zukunft Heilung bringt. Wenn wir mit der Energie der Rose arbeiten, verändert sich die Schwingung unseres menschlichen Herzens und diese Verbindung wird zu einer heiligen Handlung. Erzeuge eine Welle der Liebe und schick sie in die Welt.

Wir alle sollen unsere Gefühle beherrschen und uns unsere eigenen Reaktionen auf Konflikte, die durch schwierige Situationen ausgelöst werden, bewusst machen. Aus den Fluten aus Zorn, Wut, Frustration, Traurigkeit, Kummer und Tragik tauchen neue Möglichkeiten auf. Unsere verletzten, trauernden Herzen können sich auf einer neuen Dimension des liebenden Bewusstseins miteinander und mit uns selbst verbinden.

Wir erhalten göttliche Unterstützung, damit wir unseren Schatten und unser inneres Kind transformieren können. Und wir erhalten Hilfe, um die emotionalen Wunden in unseren Körpern, in unseren Chakren und in unserem Zellgedächtnis zu heilen. Es sind diese Wunden, die wir auf andere Menschen projizieren. Wenn wir unseren eigenen Schatten nicht erkennen, verleugnen wir ihn.

Ob wir unseren Schatten akzeptieren oder weiterhin verleugnen – wir alle machen eine alchemistische Verwandlung durch. Um uns sicher zu fühlen, müssen wir unsere eigene Wahrheit und Integrität respektieren, indem wir unseren Schatten annehmen und unser inneres Kind heilen, denn diese beiden Archetypen machen uns zu dem, was wir sind.

Nimm deine Schattenseiten an. Der Schlüssel zur Heilung ist die Liebe, aber bevor wir heilen können, müssen wir uns selbst lieben.

Im Überblick

- fördert Selbstliebe und Selbstakzeptanz
- bringt inneren Frieden und spirituellen Einklang
- unterstützt uns auf mentaler, emotionaler und körperlicher Ebene
- voller, süßer, intensiver Duft
- mit dem Sakral-, dem Solarplexus- und dem Herzchakra verbunden

Gegenanzeigen

Das Rosenöl ist ein Emmenagogum (kann eine Menstruation auslösen) und sollte daher auf keinen Fall während der Schwangerschaft verwendet werden.

Charlotte hatte alles, was man mit Geld kaufen konnte: ein traumhaftes Haus, ein teures Auto, drei Pferde und ein Ferienhaus in Frankreich. Warum aber fühlte sie sich traurig und leer?

Sie kam zu mir, nachdem sie mit der Autoimmunerkrankung Lupus diagnostiziert worden war. Während der Beratung erzählte mir Charlotte über den Alltag mit einer chronischen Krankheit und was dieses Schicksal mit einem Menschen macht. Sie sprach auch darüber, wie sehr sie sich auf ihre neuen Bedürfnisse einstellen musste.

»Der körperliche Aspekt ist schon schwierig genug, aber die mentale und emotionale Belastung ist unerträglich. Obwohl ich materiell gesehen alles habe, weiß ich nicht, was ich machen soll. Ich habe an nichts mehr Freude. Ich muss lernen, mit der Ungewissheit und mit der Unsicherheit von Krankheit, Angst und Schmerzen zu leben.«

In mehreren Behandlungen fiel mir auf, welche Wut Charlotte auf sich selbst hatte, weil sie krank war. Wir suchten nach der Ursache für dieses Gefühl. Sie sagte mir Folgendes:

»Ich habe mich gefragt, ob die Krankheit mein Karma ist und ob ich mein Schicksal verändern kann. Meine Mutter hatte gehofft, dass ich wie sie eine Ärztin sein würde, aber ich fühlte mich dem intensiven Studium und der harten Arbeit nicht gewachsen. In einem Ausbruch der Wut sagte sie einmal zu mir, dass sie mich nie so lieben würde wie meinen Bruder (der Medizin studierte) und dass ich eine Enttäuschung für sie war.

Ich wusste, dass ich nicht das war, was sie sich vorgestellt hatte, aber ihre Worte gaben mir das Gefühl, dass ich auch mich selbst enttäuscht hatte, weil ich ihre Erwartungen nicht erfüllte. Ich entwickelte einen regelrechten Hass auf mich selbst und auf die Entscheidungen, die ich getroffen hatte, damit ich ein glamouröses und wahrscheinlich sehr egoistisches Leben führen konnte.«

Das schien der Kern ihrer Wut auf sich selbst zu sein.

Charlotte begann, jeden Morgen und jeden Abend mit dem Rosenöl zu meditieren und positive Affirmationen für mehr Selbstliebe zu verwenden. Nach einem Monat schrieb sie mir eine E-Mail, in der sie mir sagte, dass sie sich wie ein neuer Mensch fühlte. Sie hatte sich sogar erlaubt, ein Jahr lang eine Auszeit von ihrer Arbeit zu nehmen (ohne sich deswegen schuldig zu fühlen). Sie hatte nämlich erkannt, dass ihre Krankheit ihr eine Aufgabe gegeben hatte, und die Chance, eine positive, liebevolle Einstellung zu sich selbst und ihren Bedürfnissen zu entwickeln.

»Ich frage mich, ob alle Krankheiten in Wirklichkeit ein Geschenk sind und eine Berufung, dem höchsten Wohl zu dienen. Ich erlebte den Schmerz des Neides und musste erfahren, wie es ist, wenn man nicht mehr so aktiv und spontan sein kann wie die meisten Menschen. Ich erlebte die Einsamkeit und Iso-

lation, die man spürt, wenn man keine Freunde hat, die einen unterstützen.

Die Krankheit hat mir beigebracht, verletzlich zu sein – und mehr Verständnis für mich selbst zu haben. Und sie lehrte mich Hingabe, Geduld und Akzeptanz. Ich bin nun zufriedener mit meinem Leben und dankbar für die ›guten‹ Momente in meinem Alltag. Lupus war für mich eine Reise der Initiation und des Erwachens. Und ich habe die Lektion gelernt, dass ich mich selbst lieben und mein inneres Kind heilen muss. Ich glaube, man kann andere Menschen erst dann richtig lieben, wenn man gelernt hat, sich selbst zu lieben.«

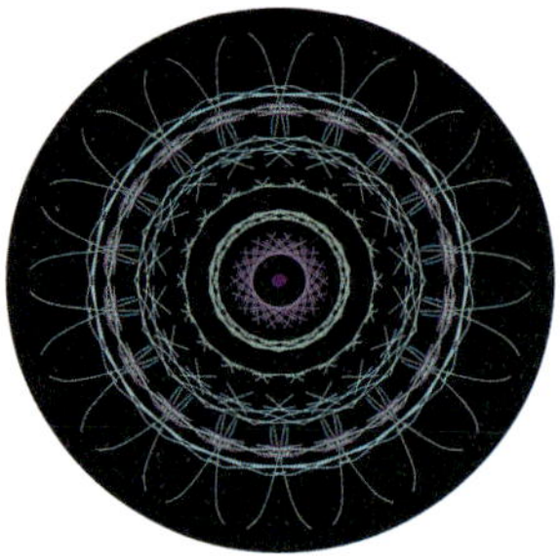

Sandelholz: Meditation und Zuhören

»Hör gut zu, was ich dir nicht sage, denn dein Herz möchte den Geheimnissen meiner Seele lauschen.«
Anonym

Das zentrale Thema des Sandelholz-Öls ist das aufmerksame Zuhören. Wir alle halten uns für gute Zuhörer, aber diese Fähigkeit gehört zu denen, die am schwersten zu meistern sind. Man kann aktives, therapeutisches Zuhören lernen, aber für all jene, denen es nicht an Einfühlungsvermögen und Geduld mangelt, gibt es noch eine andere Möglichkeit, nämlich das Zuhören mit dem Herzen, der Seele und dem Körper. Und dabei kann uns das Sandelholz unterstützen.

Botanische Informationen

Sandelholz ist ein parasitischer immergrüner Baum, der in den Tropengebieten Asiens beheimatet ist. Er wird bis zu neun Meter hoch und trägt kleine rosaviolette Blüten. Es gibt verschiedene Sandelholzgewächse, aber sie alle müssen mehrere Jahrzehnte alt sein, bevor das Kernholz aromatisch genug ist, um daraus durch Dampfdestillation Öl zu gewinnen.

Zur Ölherstellung dient hauptsächlich Sandelholz von Bäumen aus Indien (Santalum album), Hawaii (S. paniculatum), Vanuatu (S. austrocaledonicum) und Australien (S. spicatum). Echtes indisches Sandelholz ist mittlerweile sehr selten und meist wird eine andere Art verwandt. Das Öl hat eine blassgelbe bis blassgoldene Farbe und einen warmen, holzigen, exotischen Duft.

Legenden und Historisches

Das Öl des Sandelholzes beruhigt den Geist und hilft, einen meditativen Zustand zu erreichen. Es bringt uns bei, auf die innere Weisheit unseres höheren Selbst zu hören. Sandelholz wurde in den vedischen Schriften aus dem 5. Jahrhundert v. Chr. erwähnt und mit Einbalsamierung assoziiert, aber galt auch als Förderer von Harmonie, Frieden und Gelassenheit.

Seit tausenden von Jahren wird Sandelholz in Ritualen verwendet, unter anderem in den buddhistischen und muslimischen Traditionen. Die Buddhisten glauben, dass Sandelholz einer der heiligen Düfte des Lotos ist, der beim Meditieren für einen ruhigen, fokussierten Geist sorgt. Im Hinduismus werden rituelle Werkzeuge vor einer Zeremonie mit Sandelholzpaste gereinigt. In Indien werden aus dem Holz, dem man talismanische Kräfte zuschreibt, Tempelschnitzereien, Schreine und Schmuck gefertigt.

Im modernen Heidentum wird das Sandelholz zum spirituellen Reinigen von Räumen und für andere Reinigungszwecke verwendet.

Esoterische Eigenschaften

Sandelholz wirkt beruhigend, lindernd und erdend. Es hilft uns, die anstrengende, stressige Welt um uns herum wieder langsamer wahrzunehmen, und es gibt uns in verwirrenden Situationen Klarheit.

Auf spiritueller Ebene kann es chaotische Energie und Stolz stabilisieren. Es bietet eine ätherische Zuflucht vor belastenden äußeren Kräften, etwa vor negativen Energien und unkontrollierten Gedanken.

Das Sandelholz öffnet auch unsere inneren Ohren, sodass wir das Ungesagte hören können. Außerdem ermutigt es jeden Aspekt unseres Selbst zum Zuhören – unser Herz, unseren Körper und unsere Seele. Diese Art des Zuhörens nimmt Energieblockaden wahr und bewegt unsere Hände während der Energiearbeit intuitiv an einen bestimmten Punkt. Diese Art des Zuhörens sagt uns über unser Bauchgefühl, wie wir unserer Freundin am besten helfen können, auch wenn sie uns nicht sagen kann, was sie braucht. Diese Art des Zuhörens ist unerklärlich, aber gibt uns das Wissen, das wir auf anderen Wegen nicht erlangen können. Diese Art des Zuhörens geht über die Fähigkeiten des Körpers hinaus und verleiht unserer Arbeit einen tieferen, ihren wichtigsten Sinn. Dieses Zuhören entsteht aus der Stille in unserem Inneren. Es ist das »Wissen«, das in uns auftaucht, wenn wir unsere Verbindung zur geistigen Welt entwickeln – aber auch die tiefe Seelenverbindung, die wir manchmal zu einem anderen Menschen haben.

Das Zuhören aus dem Herzen geschieht, wenn wir die Hand von jemandem halten, jemandem in die Augen blicken, jemandem nahe sind und unser Herz und unsere Seele all dem öffnen, was dieser Mensch mit uns teilen möchte. Dazu brauchen wir Liebe, Mitgefühl und Verständnis. Wir müssen nicht nur hören, was gesagt wird, sondern auch zwischen den Zeilen lesen können. Das ist ein heiliger Austausch, der Respekt erfordert. Dieses intensive, aufmerksame Zuhören führt zu großen Veränderungen, die Heilung, Akzeptanz und inneren Frieden bringen.

Anwendungsgebiete

Sandelholz beruhigt den rastlosen Geist und bringt ihm Frieden und besinnliche Stille. Unablässig kreisende, angstvolle oder zwanghafte Gedanken werden gemäßigt.

Sandelholz lindert die Auswirkungen von belastenden Gefühlen wie Stress, Angst, Ärger, Wut, Unruhe und Nervosität. Es hilft sogar bei den körperlichen Symptomen, die von solchen Gefühlen verursacht werden können, unter anderem bei Schlaflosigkeit, Kopfschmerzen und Migräne.

Die sanften transzendenten Schwingungen des Sandelholzes rufen uns zum Gebet und helfen uns dabei, uns mit heiligen Kraftorten zu verbinden. Das Sandelholz mahnt uns zu Langsamkeit, beschwichtigt unsere Sorgen und stimmt uns auf Liebe, Schönheit, Harmonie und die Kräfte der Natur ein.

Karmischer Ursprung

Sandelholz hat eine karmische Verbindung mit dem Planeten Erde (Seite 64).

Im Überblick

- fördert die Fähigkeit, mit dem Herzen zuzuhören
- stillt quälende Gedanken
- beruhigt unablässig kreisende Gedanken
- erdet und stabilisiert
- mit dem Sakral- und dem Kronenchakra verbunden

Geführte Meditation

Ich empfehle Ihnen, die Meditation aufzunehmen, bevor Sie mit dem Öl des Sandelholzes meditieren. Dann können Sie dem Text ganz entspannt zuhören, ohne ins Buch schauen zu müssen. Folgen Sie einfach der Vorbereitung auf eine geführte Meditation (Seite 34). Das Mandala kann Ihnen helfen, die meditative Erfahrung noch zu vertiefen.

Wenn wir uns wahrhaftig auf unsere Verbindung zur Mutter Erde und zu unserer eigenen Intuition einlassen, erschaffen wir in unserem Leben Fülle und strahlende Schönheit. Denk an die Liebe, die dich umgibt, und baue auf diese Energie noch mehr fürsorgende Liebe in deinem Leben auf. Sei dir bewusst, dass Liebe unendlich ist.

Zieh dich vom Lärm des Alltags zurück und sitze in der Stille des Universums, um die wichtigsten Botschaften zu hören. Wir können unsere Seele nur füllen, wenn wir ruhig genug sind, um zuzuhören. Lausche einfach, ohne dich überwältigt oder unruhig zu fühlen. Der Bote kommt von einem fernen Ort, um uns die Schwellen zu zeigen, die wir überschreiten müssen.

Finde Möglichkeiten, um offene Gespräche und Kommunikation zu fördern, damit du auch deine Gefühle authentisch ausdrücken kannst. Wir alle werden auf eine neue Bewusstseinsebene eingestimmt. In der Außenwelt geschehen viele traumatische Ereignisse, die unsere Urängste wecken – unsere Angst vor dem Tod und die Angst um unsere Sicherheit. Trotzdem fassen viele Menschen den Mut, sich auf ihre Weise zu engagieren, um anderen zu helfen und die Welt zu verändern. Aber zuerst musst du zur Ruhe kommen und zuhören.

Gegenanzeigen

- Stillende Frauen und Kleinkinder sollten dieses Öl nicht verwenden.
- Menschen mit Krebs oder Erkrankungen der Leber sollten das Öl nur mit Vorsicht verwenden.

Thomas war ein erfolgreicher Therapeut mit vielen Klienten und einer langen Warteliste. Er hatte seinen Beruf immer geliebt, aber er fühlte sich ausgelaugt und hörte den Geschichten der Menschen nicht mehr gern zu, obwohl das früher für ihn der beste Teil seiner Arbeit gewesen war und er sich immer für einen guten Zuhörer gehalten hatte. Aus irgendeinem Grund hatte er diese Gabe jedoch verloren. Aber warum?

Thomas erkannte, dass er anderen Menschen nicht mehr richtig zuhörte und er nicht mehr die tiefere Bedeutung der Gespräche wahrnahm. Er sagte, dass er es insgeheim »satt« hatte, sich die traumatischen Erlebnisse anderer Leute anzuhören, und dass sie sein eigenes Wohlbefinden beeinträchtigten. Das machte ihm ein schlechtes Gewissen.

»Ich weiß, dass ich immer noch versuche, für meine Klienten da zu sein und ihnen zuzuhören, aber ich schenke ihnen nicht mehr meine volle Aufmerksamkeit.

Das führt dazu, dass meine Antworten von meinen eigenen Erwartungen, Werturteilen, Gedanken, persönlichen Belangen und Ängsten beeinflusst werden. Das heißt, ich bin meinen Klienten kein guter Therapeut.«

Als Beginn meiner Behandlung riet ich ihm zu einem Schweige-Retreat, auf dem er sich selbst statt den Worten anderer »zuhören« konnte. Auf diese Weise konnte er sich auch mit einem heiligen Öl verbinden und sich in Meditation und innerer Einkehr seinen Botschaften öffnen. Er wählte das Sandelholz, zu dem er sich sofort hingezogen fühlte.

Einige Wochen später schrieb mir Thomas: »In der Meditation mit dem Öl fühle ich mich in meinem Körper präsenter und kann mich den Worten des Öls vollständig öffnen. Es zeigte mir wieder, wie man richtig zuhört, und ermutigte mich, zu ›hören‹, ohne die Erwartung zu haben, eine kalkulierte, professionelle Antwort geben zu müssen.

Stattdessen konnte ich mir erlauben, wie ein Mensch zu antworten. Nun versuche ich, mit dem Herzen zuzuhören. Ich bin offen für das, was mir meine Klienten erzählen, und schenke ihnen meine volle Aufmerksamkeit und mein Mitgefühl. Wenn ich zu Tränen gerührt bin, weine ich mit ihnen. Wenn ich etwas witzig finde, lache ich mit ihnen. Diese neue Art des Zuhörens verändert meine therapeutische Arbeit. Ich bringe mich nun stärker in die Gespräche ein und baue eine Verbindung zu meinen Klienten auf.

Ich erkannte, dass ich meine Arbeit nur mit Integrität ausführen konnte, wenn ich mit dem Herzen zuhörte. Das Leid meiner Klienten zu hören und sie zu akzeptieren, sie wahrzunehmen und die tiefere Bedeutung hinter dem Gesagten herauskommen zu lassen, ist eine der größten Gaben, die ich meinen Klienten schenken kann. Es ist ein Privileg, das Vertrauen anderer Menschen zu genießen und ihnen zu dienen.«

Das Zuhören ist eines der wertvollsten Geschenke, das wir anderen Menschen machen können, aber leider wird diese Fähigkeit oft vernachlässigt. Vielen Menschen mangelt es an Zeit und Geduld, um anderen ihre volle Aufmerksamkeit zu schenken oder sich bewusst auf die gehörten Worte einzulassen.

Wenn wir als Myrrhophoren die Gabe des Zuhörens ehren, tragen wir unseren Teil dazu bei, etwas Heiliges zu erschaffen. Wenn wir alles verkörpern, was uns im Laufe der Zeitalter gelehrt wurde, von der langen Tradition der weisen Frauen und Priesterinnen, die lange vor unserer Zeit den Kranken und Bedürftigen zugehört haben, dann verdienen wir das Privileg, mit den Seelen der Hilfesuchenden zu arbeiten.

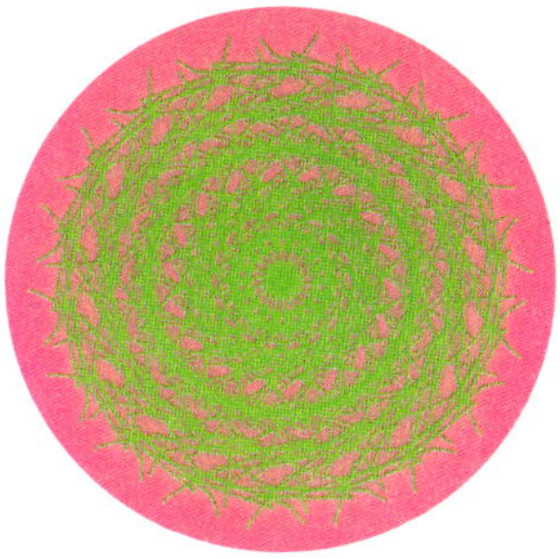

Schafgarbe: Angst und Seelenwunden

»Sensible Menschen verdienen mehr Wertschätzung. Sie empfinden tiefe Liebe und denken intensiv über das Leben nach. Sie sind loyal, ehrlich und authentisch. Die kleinen Dinge im Leben bedeuten ihnen oft am meisten. Sie müssen sich nicht verändern – ihr reines Herz macht sie zu dem, was sie sind.« *Anonym*

Seit Jahrhunderten ist die Schafgarbe als Nutzpflanze bekannt. Ihr Öl bietet einen wirksamen Schutz für Menschen, die sehr empfindlich auf Energien reagieren. Es hüllt uns sanft ein und sorgt dafür, dass keine Fremdenergien in unsere Aura eindringen und wir nicht wie ein energetischer Schwamm die Gefühle anderer Menschen oder die Atmosphäre verschiedener Orte in uns aufnehmen. Das geschieht oft ganz unbewusst und kann uns auslaugen, bedrücken oder ängstigen, ohne dass wir wissen, warum wir uns plötzlich so fühlen. Das Öl heilt auch Seelenwunden – die verletzten, schmerzhaften Bereiche unserer Psyche, die unsere Achillesferse sind.

Botanische Informationen

Die Schafgarbe (Achillea millefolium) ist eine mehrjährige krautige Pflanze, die bis zu einem Meter hoch wird. Sie hat holzige Stiele, gefiederte grüne Blätter und flache Blütenkörbe, die weiße bis rosige Blüten tragen. Die Schafgarbe wächst als Wildpflanze in Europa, Nordamerika und Westasien, viele Sorten werden aber auch für den Gartenbau kultiviert. Das Öl wird durch Dampfdestillation aus den getrockneten Pflanzen gewonnen.

Legenden und Historisches

Bereits vor zehntausenden von Jahren wurde die Schafgarbe als Heilpflanze verwandt. In der Höhle Shanidar im Iran wurde ein über 60.000 Jahre altes Grab entdeckt. Darin fand man Pollenspuren von acht Arzneipflanzen – auch von der Schafgarbe, die unter anderem zur Behandlung von Fieber, Verdauungsbeschwerden und Erkrankungen der Atemwege verwandt wurde.

Auch die alten Griechen kannten die medizinischen Eigenschaften der Schafgarbe, und ihr Gattungsname Achillea geht auf den Sagenhelden Achilles zurück, der mit der Pflanze seine im Krieg verwundeten Soldaten behandelt haben soll. Die Schafgarbe hat nämlich auch eine blutstillende Wirkung.

Im alten China wurde die Schafgarbe bei Bissverletzungen und anderen Wunden eingesetzt. Die getrockneten Stiele der Pflanze verwandte man für das Schafgarbenorakel des I-Ging, eine Methode der Wahrsagung aus 50 aufgelegten Stängeln. Später nahm man dafür drei Münzen.

Die Schafgarbe eignet sich auch für andere Formen der Weissagung. Das Reiben der Pflanze an den Augenlidern sollte die übersinnlichen Fähigkeiten stärken, und Schafgarbentee wurde zur Einstimmung auf das Wahrsagen getrunken. Wirft man eine Schafgarbenpflanze über eine Schwelle, werden böse Geister daran gehindert, diese Grenze zu überschreiten.

Esoterische Eigenschaften

Das Öl der Schafgarbe ist äußerst mächtig und besitzt eine starke Schutzwirkung. Es stärkt die Aura und wehrt energetische Angriffe ab. Darum eignet es sich besonders gut für emotionale und hochsensible Menschen sowie für Empathen, die den Schmerz anderer annehmen, ihn aber nur schwer wieder loswerden können. Das Schafgarben-Öl schützt auch vor den Energien von Krankheiten, was besonders für Menschen in Heil- und Pflegeberufen von großem Nutzen ist.

Dieses visionäre Öl hilft uns auch dabei, einen Blick in die Zukunft zu werfen. Man sagt, dass es unsere übersinnlichen Fähigkeiten und Wahrnehmungen erwachen lässt. Es bereichert unsere Träume und fördert Klarträume.

Das Schafgarben-Öl unterstützt zudem die Entwicklung unserer telepathischen Fähigkeiten. Eingeweihte verwenden es bei der Levitation und für eine bewusste Zusammenarbeit mit okkulten Mächten.

Anwendungsgebiete

Wenn Sie empfindlich auf die Energien in Ihrem Umfeld reagieren und diese in Ihr eigenes Energiefeld aufnehmen, kann das Schafgarben-Öl Ihnen helfen, Ihre Grenzen zu stärken. Das gilt für Energien von Menschen oder Situationen. Wer energetischen Schutz benötigt, ist mit dem Öl der Schafgarbe gut beraten, denn es bildet eine Barriere, durch die äußere Einflüsse nicht eindringen können. Wenn wir aus bekannten oder unbekannten Gründen starke Angst verspüren, mindert die Schafgarbe diese Furcht und stabilisiert unsere Gefühle.

Menschen, die sehr empfänglich für die Energiefelder anderer Personen sind, reagieren häufig auch besonders empfindlich auf elektromagnetische Frequenzen, etwa auf jene von Handys, WLAN und Computern. Die Schafgarbe hilft dabei, die Auswirkungen dieses Elektrosmogs abzuschwächen.

Karmischer Ursprung

Die Schafgarbe hat eine karmische Verbindung zum Planeten Neptun (Seite 121).

Geführte Meditation

Ich empfehle Ihnen, die Meditation aufzunehmen, bevor Sie mit dem Öl der Schafgarbe meditieren. Dann können Sie dem Text ganz entspannt zuhören, ohne ins Buch schauen zu müssen. Folgen Sie einfach der Vorbereitung auf eine geführte Meditation (Seite 34). Das Mandala kann Ihnen helfen, die meditative Erfahrung noch zu vertiefen.

Lass mich dir helfen, über die Angst zu meditieren. Mach dir meine Essenz zum Schutz vor negativen Einflüssen zunutze.

Jede Seele hat eine andere Form. Wenn eine spirituelle Situation zu intensiv und überwältigend ist, kann ein Gefühl der Angst das Licht vor dir abschirmen.

Die Schatten können dir helfen, dich mit der Dunkelheit anzufreunden. Sie erleuchten sanft die dunklen Zentren des Geistes und das Labyrinth der Seele. Ich helfe dir in den Schatten dabei, mit deinen Sinnen behutsam umzugehen.

Wenn dein Unterbewusstsein erleuchtet wird und du mich an deiner Seite hast, werden dich die dunklen Kräfte nicht mehr festhalten. Verbinde dich mit deiner Macht und nutze sie.

Im Überblick

- bietet energetischen Schutz
- stärkt das Energiefeld
- stabilisiert die Gefühle
- befreit von den Auswirkungen von Elektrosmog
- mit dem Wurzelchakra verbunden

Gegenanzeigen

- Das Öl der Schafgarbe kann Hautirritationen verursachen und sollte daher immer mit einem Basisöl verdünnt werden, bevor es auf die Haut aufgetragen wird.
- Es kann Kopfschmerzen auslösen, besonders bei Menschen, die dafür anfällig sind.
- Die Schafgarbe ist ein Emmenagogum (kann eine Menstruation auslösen) und sollte daher nicht während der Schwangerschaft verwendet werden.

Sophie ist eine Zelebrantin, die viele Begräbnisfeiern abhält. Sie ist eine mitfühlende, warmherzige, aber auch sehr sensible Frau.

Sie betreute ein junges Paar, dessen Kind bei der Geburt verstorben war und leblos auf die Welt kam. Sie sagte mir, dass sie den Eltern beim Organisieren der Bestattung geholfen hatte und von der Geschichte so ergriffen war, dass ihr die Tränen über die Wangen liefen. Das Paar hatte nichts davon bemerkt, aber Sophie kritisierte sich für ihre eigene Reaktion. Konnte sie überhaupt professionell arbeiten, wenn sie im Gespräch mit Hinterbliebenen so emotional wurde?

»Habe ich den falschen Beruf gewählt? Sollte ich meine Gefühle nicht besser verbergen können, auch wenn ich dadurch

vielleicht abgestumpft werde? Ich glaube, ich brauche eine Art Puffer für meine Gefühle, besonders, wenn ich in meiner Arbeit mit Trauernden zu tun habe.«

Sophie fragte sich, ob es vielleicht ein Öl gab, das ihr emotionalen Schutz bot, ohne ihr Einfühlungsvermögen zu beeinträchtigen. Ich schlug ihr die Schafgarbe vor, da sie Gefühle und energetische Grenzen beschützte, und gab ihr ein Fläschchen des Öls.

Seit unserem Gespräch hält Sophie mit der Schafgarbe immer ein einfaches Ritual vor ihrer Arbeit ab. Sie wäscht sich, zündet eine Kerze an und meditiert über die anstehende Aufgabe. Dann träufelt sie ein paar Tropfen des Öls auf ihr Herz- und auf ihr Halschakra, damit sie stark bleibt und für die Trauernden da sein kann. Sie erzählte mir, welchen Unterschied das für sie machte.

»Ich weiß nun, dass Weinen kein Zeichen von Schwäche ist und in meiner Rolle als Zelebrantin auch nicht unprofessionell. Ich verstehe aber, dass manche dabei lieber stoisch bleiben möchten.

»Ich habe lange darüber nachgedacht und mit anderen Zelebranten gesprochen. Es gehört eine gewisse professionelle Stärke dazu, sein Herz zu öffnen und sich in die Trauer anderer Menschen so sehr einzufühlen, dass einen diese Erfahrung nicht unberührt lässt.

»Die Schafgarbe hat mich wirklich von meinem überwältigenden emotionalen Zustand befreit. Ich bin immer noch einfühlsam, aber kann die Intensität meiner Gefühle besser kontrollieren.«

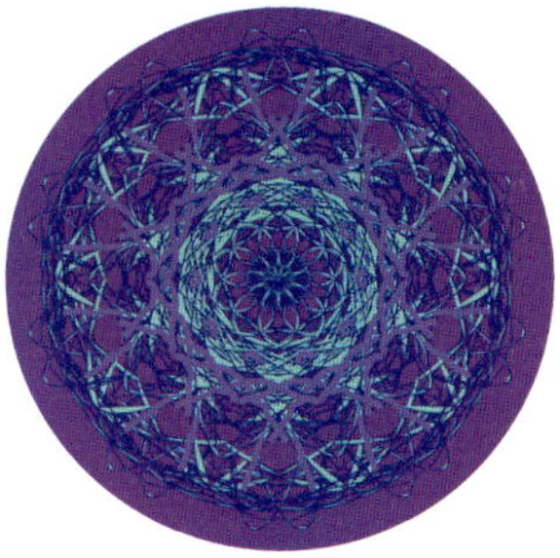

Veilchen: extreme Trauer

»Eine Trennung tut deswegen so weh, weil unsere Seelen miteinander verbunden sind. Vielleicht waren sie schon immer miteinander verbunden und werden es auch immer sein.«

Nicholas Sparks

Dieses Öl ist ein Wundermittel. Veilchen sind so klein und zart, aber haben so viel zu geben. Komischerweise sind das Veilchen-Öl und das Veilchenblätter-Öl relativ unbekannt. (Letzteres ist ein Absolue und viel leichter erhältlich.) Das Veilchen ist der unbesungene Held der Pflanzenwelt, aber auch der Schlüssel zur Heilung von trauernden Herzen und Seelen – wovon es viele gibt.

Ich empfehle das Veilchen-Öl (das ich auch selbst herstelle) oft Menschen, die in Pflegeheimen arbeiten, vor allem solchen, die Demenzkranke betreuen. Viele dieser Patienten leiden unter chronischer Belastung, ohne sie in Worte fassen zu können. Falls Veilchen-Öl nicht verfügbar ist, kann man auch Veilchenblätter-Öl verwenden. Es wirkt fast genauso gut. Das Öl löst die Trauer sanft auf und heilt die darunterliegenden seelischen Wunden.

Botanische Informationen

Wie sein Name schon sagt, wird das Veilchenblätter-Öl aus den Blättern des Duftveilchens (Viola odorata) hergestellt. Veilchen sind kleine mehrjährige Pflanzen mit herzförmigen dunkelgrünen Blättern und kleinen, duftenden Blüten auf zarten Stielen. Die Blüten können weiß, blau, lila oder violett gefärbt sein. Die Pflanze ist in Europa und Asien beheimatet und wird in Frankreich zur Verwendung in der Parfumherstellung angebaut. Das Veilchenblätter-Öl hat einen intensiven laubartigen Duft mit einer blumigen Note.

Legenden und Historisches

Im antiken Griechenland war das Veilchen ein Symbol für Fruchtbarkeit und Liebe, weswegen es ein wesentlicher Bestandteil von Liebestränken war. Außerdem war es das Symbol der Stadt Athen, die als iostephanos, »mit Veilchen bekränzt«, beschrieben wurde. In der griechischen Sage von Kybele und Attis sprossen Veilchen aus dem Boden, auf dem Attis nach seiner Selbsttötung verblutet war.

Die britischen Kelten legten die Blüten in Ziegenmilch ein und verwandten sie für die Schönheitspflege. Im Mittelalter wurde das Veilchen in den meisten Klostergärten Europas angebaut, da es als Heilmittel für Melancholie galt.

Früher glaubte man, dass man böse Geister abwehren konnte, wenn man Veilchen bei sich trug, und dass ein Tee aus diesen Pflanzen ein gebrochenes Herz heilen konnte. Veilchen, die beim Schlafen unter das Kopfkissen gelegt wurden, sollten prophetische Träume hervorrufen.

Esoterische Eigenschaften

Das Veilchenblätter-Öl schwingt auf einer sehr hohen Frequenz, wie auch die violette Farbe der Veilchenblüten. Seine lichte, strahlende Energie durchtränkt und nährt die Aura. Die Farbe Violett hat die höchste Frequenz und die kürzeste Wellenlänge im gesamten Spektrum. Zusammen mit den Schwingungen des ätherischen Öls entsteht ein überaus wirksames, dynamisches und umfassendes Hilfsmittel. Wenn wir Heilung brauchen, hüllt uns das Veilchenblätter-Öl in einen robusten, schützenden Mantel.

Das Veilchen arbeitet mit dem Kronenchakra zusammen und übt eine mächtige Wirkung auf das Gehirn und das Nervensystem aus. Es ist eine reinigende Kraft, die unsere spirituelle Wahrnehmung fördert.

Unter allen Ölen und Absolues erscheint das Veilchenblätter-Öl wie ein Wesen aus einer anderen Dimension. Ich glaube, dass ihm sein übernatürlicher Charakter in den Reichen der Naturwesen verliehen wird. Lassen Sie sich nicht von seinem frischen, grasigen, harmlosen Duft täuschen. Das Veilchenblätter-Öl ist wie Nuklearmedizin für die Seele.

Anwendungsgebiete

Das Veilchenblätter-Öl tröstet und stärkt alle, die von extremer Trauer überwältigt werden, damit sie ihr Schicksal akzeptieren können. Es hilft Angehörigen von Menschen, die jung und überraschend gestorben sind. Auch traumatische Kindheitserlebnisse können durch die Anwendung dieses Öls aufgearbeitet werden. Das Veilchenblätter-Öl steht in Resonanz mit der empfundenen Schwermut und Sehnsucht, wenn man sich wünscht, dass die Vergangenheit anders verlaufen wäre.

Menschen, die unter Ängsten oder einem Gefühl der Verzweiflung leiden und diesen Zustand nicht mehr aushalten, kann das Öl Erleichterung bringen. Auch bei innerer Anspannung oder bei plötzlicher Erschöpfung unterstützt uns dieses Öl.

Geführte Meditation

Ich empfehle Ihnen, die Meditation aufzunehmen, bevor Sie mit dem Veilchenblätter-Öl meditieren. Dann können Sie dem Text ganz entspannt zuhören, ohne ins Buch schauen zu müssen. Folgen Sie einfach der Vorbereitung auf eine geführte Meditation (Seite 34). Das Mandala kann Ihnen helfen, die meditative Erfahrung noch zu vertiefen.

Ruf mich, wenn dich der Schmerz der Trauer nicht loslässt, wenn die Tränen und das Vermissen zu einer tiefen, offenen Wunde geworden sind, die einfach nicht heilen will.

Ich bin sanft, aber stark. Ich befreie dich vom tiefen Leid deiner schmerzenden Seele. Selbst wenn du nur eine Flasche mit einigen Tropfen meiner Essenz in deinen Händen hältst, kann das Gefühl der Linderung in deinem Herzen entstehen. Du wirst heilen und wieder Freude an deinem Leben haben. Ich habe eine beruhigende, hohe Schwingung. Ich bin ein mächtiges Geschenk der Erde, das deine Seele an einen Ort der Befreiung und bedingungslosen Liebe führt.

Hinweis: Es kann sein, dass Sie während der Meditation mit dem Veilchen-Öl Farben sehen. Das kommt häufig vor und ist ein Zeichen, dass Heilung stattfindet. Im Ayurveda und in anderen fernöstlichen Heilkünsten, bedeutet das Sehen der Farbe eines bestimmten Chakras oder Energiezentrums im Körper, dass in diesem Bereich ein Heilungsprozess stattfindet. Wenn sich die Farbe Violett zeigt, ist das ein Zeichen, dass in der Seele Heilung geschieht.

Karmischer Ursprung

Das Veilchen hat eine karmische Verbindung zum Planeten Venus (Seite 121).

Im Überblick

- hilft bei anhaltender, überwältigender Trauer und Verzweiflung
- hilft, den Tod von Kindern und jungen Menschen akzeptieren zu können
- spendet Trost und gibt Kraft
- holziger Duft mit blumiger Note
- mit dem Kronenchakra verbunden

Gegenanzeigen

Kann bei manchen Menschen eine Unverträglichkeitsreaktion auslösen und sollte daher anfangs mit Vorsicht angewendet werden.

Laura hatte von einer guten Freundin von mir erfahren. Ihr einziger Sohn, William, war vor sechs Jahren bei einem Snowboard-Unfall ums Leben gekommen. Er wurde nur 27 Jahre alt.

Die Trauer war unerträglich. Laura fühlte sich, als wäre sie zusammen mit ihrem Sohn gestorben. Auch als sie sich langsam wieder aufraffte, ließ sie Williams Zimmer unberührt und genau so, wie er es hinterlassen hatte. Mittlerweile war sie Großmutter von den Kindern ihrer Tochter und Williams altes Zimmer wäre das perfekte Gästezimmer für ihre Enkel, aber Laura konnte sich nicht von den Dingen ihres Sohns trennen.

Sie erzählte mir von ihrer anhaltenden Verbindung zu William. »Ich spreche jeden Tag mit ihm. Manchmal liege ich tagsüber auf seinem Bett und frage ihn, was er gerade macht. Manchmal frage ich ihn um Rat. Ich schicke sogar Nachrichten an sein Handy. Manchmal schreie ich ihn auch an. Ich wünschte, ich könnte mich an all die besonderen Momente mit ihm erinnern, aber ich bin zu aufgewühlt und mein Gedächtnis ist wie blockiert. Das Leben um mich herum geht weiter und ich habe mittlerweile zwei wundervolle Enkelsöhne, die immer über Onkel William sprechen. Ich möchte ihnen mehr Raum in meinem Herzen geben, aber meine Trauer verbraucht fast meine gesamte Energie. Was soll ich nur machen?«

Wir redeten lange und sprachen auch mit Williams Geist, der anwesend zu sein schien. Laura sagte ihm, dass sie ihn immer lieben würde, aber dass sie auch ihr Leben weiterleben musste. Ich schlug ihr vor, jeden Abend mit ein paar Tropfen Veilchenblätter-Öl, die sie auf die Haut über ihrem Herzchakra tropfte, zu meditieren.

Auch wenn Lauras Gedanken weiterhin immer bei William waren, beschloss sie, sein Zimmer auszuräumen. Nach einigen Wochen stellte sie eine Kiste mit seinen persönlichen Gegenständen zusammen und schrieb ihre Erinnerungen an ihn in ein Notizbuch, das sie ihrer Familie zum Lesen geben wollte. In der Kiste sammelte sie Fotos, Zeichnungen, Lieblingsmusik, Geschichten und andere Dinge, unter anderem einen Schal, an dem noch immer sein Geruch hing. Sie möchte den Raum neu streichen und ein Stockbett für ihre beiden Enkel hineinstellen.

Außerdem möchte sie eine Facebook-Seite erstellen – für Mütter, die ihre Söhne verloren haben, und sich auf diese Weise an sie erinnern möchten.

Langsam findet Laura wieder in ihr Leben zurück. Sie sagte zu mir: »Die Arbeit mit dem Veilchen-Öl hat mich überrascht, tief berührt und herausgefordert, aber es hat sich gelohnt, denn nun fange ich langsam wieder an, mich lebendig zu fühlen.«

Weihrauch: im Einklang mit dem Göttlichen

»Jede Zelle in deinem Körper steht in einer direkten Verbindung zur schöpferischen Lebenskraft und jede Zelle reagiert individuell darauf. Wenn du Freude empfindest, sind alle Leitungen offen und die volle Lebenskraft kann empfangen werden. Wenn du Schuldgefühle, Angst oder Wut empfindest, sind die Leitungen blockiert und die Lebenskraft kann nicht ungehindert fließen. Beim physischen Leben geht es darum, die Leitungen im Auge zu behalten und sie so weit wie möglich offenzuhalten. Deine Zellen wissen, was zu tun ist: Sie erzeugen Energie.«

Abraham Hicks

Im Altertum gehörte der Weihrauch zu den kostbarsten Waren und auch heute noch wird er sehr geschätzt. Er besitzt eine vielseitig einsetzbare heilende Wirkung, die uns in der hektischen, chaotischen Zeit von heute unterstützen kann. Oft wird Weihrauch zusammen mit Myrrhe (Seite 110) eingesetzt, obwohl die Öle einen sehr unterschiedlichen Charakter haben. Beide helfen jedoch bei der Heilung von Seelenwunden.

Botanische Informationen

Das Weihrauch-Öl, das blassgelb oder grünlich sein kann, wird durch Dampfdestillation aus dem weißen aromatischen Harz (dem Oleoresin) der Bäume der Gattung Boswellia gewonnen. Diese Bäume wachsen in Ost- und Zentralafrika sowie in Äthiopien, im Jemen, im Oman, in Saudi-Arabien und in Somalia. Sie werden für gewöhnlich 3–7 Meter hoch. Weihrauch-Öl riecht frisch, leicht zitrusartig, rosig-blumig und balsamisch-holzig.

Legenden und Historisches

Der Name Weihrauch bedeutet so viel wie »heiliges Räucherwerk«. Früher wurde er verwandt, um einen Raum (etwa in einem Tempel oder einer Kirche) zu weihen und um das Herz als Vorbereitung auf Gebet und Meditation zu reinigen. Auch heute noch schwenken Priester vor einem Ritual das Weihrauchfass (Thuribulum) – früher sagte man, dass die Rauchschwaden die Gemeinde während des Betens in einen Zustand der Ekstase versetzten.

Viele Kulturen, unter anderem die alten Ägypter, Babylonier, Griechen, Perser und Römer, schätzten den Weihrauch für seine rituellen und heiligen Eigenschaften. Eine der drei Gaben, die Jesus von den Weisen aus dem Morgenland bekam, war Weihrauch. Die Weisen hatten ihre Geschenke mit Bedacht ausgewählt, denn jedes von ihnen war heilig und hatte spirituelle Macht. Der Weihrauch stand für die Verbindung zum Geist und zum Göttlichen – ein überaus passendes Geschenk für ein Kind, dessen Schicksal es ist, die Welt zu verändern.

Auch in einer griechischen Sage wird Weihrauch erwähnt. In den Metamorphosen schreibt Ovid, dass der Sonnengott Helios die Sterbliche Leukothoe liebte. Ihr eifersüchtiger Vater ließ sie lebendig begraben, aber Helios erwärmte die Erde, die sie bedeckte, und Leukothoe wurde als Weihrauchbaum wiedergeboren.

Esoterische Eigenschaften

Dieses Öl hilft, das dritte Auge zu öffnen, um heiliges Wissen zu verstehen und die Gaben des Geistes »sehen« zu können. Es stärkt auch unsere spirituellen Verbindungen und nährt und unterstützt unsere spirituelle Entwicklung.

Das Weihrauch-Öl wirkt auf vielen komplexen Ebenen. Es repariert beschädigte energetische Bänder, die in vergangenen Leben entstanden. Sie verknüpfen uns mit Menschen und Orten, die unserem spirituellen Wohlbefinden im Weg stehen. Das Öl heilt auch Seelenwunden aus vergangenen Leben, die sich in unserem gegenwärtigen Leben zum Beispiel in Form von Süchten und Zwängen bemerkbar machen. Es wirkt wie ein beruhigender Balsam und heilt empfindliche und erschöpfte Energiefelder.

In der traditionellen chinesischen Medizin wird der Weihrauch geschätzt, um den Fluss des Chi (der Lebensenergie) durch den Körper zu regulieren. Das Chi fließt vom Körper in die feinstofflichen Energiefelder und lädt die Aura wieder auf.

Weihrauch hilft uns dabei, unserem Verstand ein spirituelles Bewusstsein zu geben, indem er die Intelligenz unseres Herzens öffnet. In der Esoterik bezeichnet man diesen Prozess manchmal auch als die Aktivierung des Nous (Seite 18). Der Weihrauch verbindet uns auch mit dem Christusbewusstsein, der Verschmelzung von Verstand, Körper und Geist, die sich als göttliche Liebe auf der Erde manifestiert.

Das Meditieren mit dem Weihrauch verlangsamt und vertieft die Atmung. Wenn wir geboren werden, kommen wir mit einem Atemzug in die Welt, und wenn wir sterben, verlassen wir den Körper mit einem Atemzug. Der Weihrauch unterstützt diesen energetischen Ablauf. Das Atmen verbindet die astralen und physischen Körper und entzündet den Funken des spirituellen Lebens. Weihrauch beruhigt und lindert, hilft gegen Rastlosigkeit und wirkt gegen zwanghaftes Grübeln. Er hilft uns auch dabei, wiederkehrende belastende Erinnerungen loszulassen.

Der Weihrauch besitzt so viele spirituelle Eigenschaften, dass man ihn ein Leben lang studieren müsste, um sein gesamtes Potenzial kennenzulernen.

Anwendungsgebiete

Das Weihrauch-Öl ist von unschätzbarem Nutzen und kann vielseitig angewandt werden. Es kann Melancholie vertreiben und nostalgische Traurigkeit lindern. Es hilft in jeder spirituellen Krise, denn es beruhigt nicht nur unser inneres Chaos, sondern spendet uns auch spirituellen Trost und Schutz und kann eine Orientierungshilfe vor wichtigen Entscheidungen sein. Es kann auch helfen, spirituelle Apathie und die Schwermut des Herzens (Acedia) zu vertreiben. Außerdem kann man mit Weihrauch einen heiligen Ort weihen. Da er das dritte Auge öffnet, fördert er auch die Oneiromantie, die Weissagung aus Träumen.

Der Weihrauch ermutigt uns dazu, auch unsere dunklen Seiten anzunehmen – jene Aspekte unseres Selbst, denen wir nicht immer Licht und Liebe zukommen lassen. Aber Introspektion, die Fähigkeit, unser inneres Erleben und Empfinden zu betrachten und zu reflektieren, ist eine Grundvoraussetzung für wahre Selbsterkenntnis.

Dieses Öl hilft auch gegen zwanghaftes Verhalten, etwa gegen das unkontrollierbare Verlangen nach Essen, Tabak, Drogen oder Alkohol. Es beruhigt den Geist und stärkt die Selbstachtung, damit wir diesen Versuchungen leichter widerstehen können.

Geführte Meditation

Ich empfehle Ihnen, die Meditation aufzunehmen, bevor Sie mit dem Weihrauch-Öl meditieren. Dann können Sie dem Text ganz entspannt zuhören, ohne ins Buch schauen zu müssen. Folgen Sie einfach der Vorbereitung auf eine geführte Meditation (Seite 34). Das Mandala kann Ihnen helfen, die meditative Erfahrung noch zu vertiefen.

Atme tief ein und aus, schalte deine Gedanken ab und komm zur Ruhe. Mach dir bewusst, dass Gott Liebe ist und dass Liebe Harmonie ist. Das sind die beiden höchsten Aspekte des Göttlichen. Wenn das Leben öde und schwierig erscheint, liegt das oft daran, dass die Muster im holografischen Gedächtnis unvollständig sind. Ich helfe dir dabei, die Aspekte deines Bewusstseins, die durch deine Trennung vom Geist verlorengingen, wiederzuerlangen. Wenn du dich wieder mit dem Geist verbindest, werden neue Muster entstehen.

Verwende mich, um dein drittes Auge zu öffnen, damit du mit deinem Inneren sehen kannst und das Gleichgewicht zwischen deiner linken und deiner rechten Gehirnhälfte wiederhergestellt wird. Meine Energie ist leicht und ätherisch – sie bewegt sich zwischen Geist und Seele und erfüllt sie mit Leben. Ich richte deine ätherischen, mentalen und kausalen Körper wieder aus und bringe dir im Traum deine Erinnerungen an vergangene Leben zurück.

Karmischer Ursprung

Der Weihrauch hat eine starke Verbindung zum Planeten Saturn.

Bevor das Teleskop erfunden wurde, war der Saturn der entfernteste Planet am Himmel, der noch mit bloßem Auge sichtbar war. Seine Verbindung zum Weihrauch symbolisiert die Entwicklung von Intuition, Einsicht und Konzentration sowie die Übermittlung der universellen Gesetze. In der römischen Mythologie entsprach Saturn dem griechischen Gott Chronos, dem Gott der Zeit. Aus diesem Grund steht der Saturn auch für die Weisheit und Reife, die man mit zunehmendem Alter entwickelt.

In der Astrologie ist der Saturn der Herrscherplanet des Steinbocks und war es auch für den Wassermann, bevor der Uranus entdeckt wurde. Die Weisheit des Saturns lehrt uns, uns zu erden und nicht nur unsere Stärken, sondern auch unsere Schwächen zu erkennen und aus unseren Erfahrungen zu lernen.

Im Überblick

- beruhigt das innere Chaos
- spendet spirituellen Trost
- lindert zwanghaftes Verhalten
- wird verwendet, um einen heiligen Ort zu weihen
- erdiger Duft mit blumig-rosigen, balsamischen Noten
- mit dem Stirn- und Kronenchakra verbunden

Gegenanzeigen

Keine unerwünschten Wirkungen bekannt.

Samuel war ein junger und sehr gewissenhafter Priester, der für eine große, anspruchsvolle Kirchengemeinde in der Innenstadt verantwortlich war. Er liebte seine Arbeit und kümmerte sich um viele verschiedene Menschen – um junge Erwachsene, um die Bewohnerinnen eines Frauenhauses und um Alzheimer-Patienten in einer Tagesstätte. Natürlich bot er auch seinen Schäfchen spirituelle Betreuung und Begleitung.

Er war immer im Einsatz und machte seine Arbeit gerne, merkte jedoch, dass er mit der Zeit immer erschöpfter wurde. Er hatte Angst vor einem Burnout, aber es kam ihm nicht in den Sinn, weniger zu arbeiten. Samuel hatte für seine eigene Seele gar keine Energie mehr und fühlte sich spirituell isoliert, was ihn zunehmend beunruhigte.

Samuel brauchte das Weihrauch-Öl. Trotz seiner zarten, weichen Energie ist es dafür bekannt, dass es Apathie durchdringt und die inneren Sinne erweckt. Die Tempelpriester des Altertums wussten das und verwandten das Öl, um ihre Macht und ihre eigenen Energiefelder zu stärken. Samuel verwandte Weihrauch in der Kirche, aber er wusste nichts von seinen heilenden Kräften und wollte mehr darüber erfahren.

Wir begannen mit einer einfachen geführten Meditation, bei der sich Samuel auf den Rhythmus seines Atems konzentrierte. Ich gab ein paar Tropfen Weihrauch-Öl auf sein Herzchakra. Wir zündeten eine Kerze an, um eine weiche Atmosphäre zu schaffen.

Zu Beginn der Meditation hatte Samuels Aura grau und trüb ausgesehen, aber fast sofort wurde sie heller und klarer. Die Farben um seine Chakren wirbelten und verschmolzen ineinander, als sich sein Energiefeld wieder ins Gleichgewicht brachte. Das ist meist die Art und Weise, wie die Öle arbeiten, denn sie zeigen dem inneren Auge, wo sich Disharmonien und Energieblockaden befinden. Samuel atmete tief ein und begann sein Energiefeld auszudehnen. Es war als würde sich eine schlammige Pfütze mit klarem Wasser füllen.

Es dauerte mehrere Wochen, bis Samuel wieder völlig im Gleichgewicht war, aber seine Freude und Inspiration kehrten allmählich zurück – genau wie sein Draht zu Gott. Er hatte eine Lektion gelernt, die viele Heiler lernen müssen, bevor sie anderen mit vollem Einsatz helfen können. Jeder Mensch, der in seinem Beruf viel von sich selbst gibt, muss regelmäßig Heilung empfangen, damit er auch noch Energie für sich übrig hat.

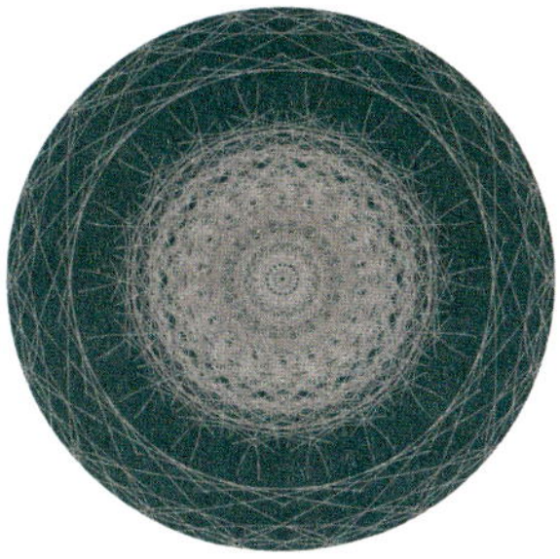

Weißtanne: Zugang zur eigenen Kraft

»Schau dir jeden Weg bewusst und ganz genau an und stelle dir dann die entscheidende Frage: Hat dieser Weg ein Herz? Wenn ja, dann ist es ein guter Weg. Wenn nicht, dann nützt uns der Weg nicht.«

Carlos Castaneda

Als ich zum ersten Mal mit diesem Öl arbeitete, wurde ich schlagartig in eines meiner Vorleben zurückversetzt. Damals war ich eine nomadische Medizinfrau in Sibirien.

Schwer bepackt stapfte ich durch den Schnee, in Tücher und Felle gehüllt, und atmete die klare, kalte Luft des Waldes ein. Es war Vollmond und die Sterne glitzerten am Nachthimmel. In der Ferne heulten Wölfe. Während dieser lebendigen Vision erneuerte ich meine Verbindung zur Waldmedizin und zu der Kraft der Bäume, die mich umgaben. Als ich mit geschlossenen Augen und geöffnetem Herzen an dem Fläschchen mit dem Weißtannen-Öl roch, erinnerte ich mich an das Gefühl, wild und frei zu sein. Ich war mir meines Weges sicher.

Die Energie dieses Öls steht für Ausbrechen, Befreiung und dem Abwerfen von Fesseln. Sie verlangt, dass man zu seiner eigenen Macht und seiner eigenen Bestimmung findet.

Ihre Botschaft lautet: »Sei größer, als du zu sein wagst.« Das Leben ist eine Aufforderung zum Tanz, also breiten Sie Ihre Adlerschwingen aus, stehen Sie zu Ihrer Macht und fliegen Sie davon.

Selbst heute noch kann ich bei der Arbeit mit diesem Öl meine Ahnen zu mir sprechen hören. Sie ermutigen mich auf meinem Weg durch den Wald. Dieses Öl ist ein großartiger Begleiter auf der spirituellen Suche. Es hilft uns beim Kontakt zu unseren Vorfahren und verbindet uns mit den Hütern der Weisheit und unserem Ahnengedächtnis.

Botanische Informationen

Dieses Öl wird durch Dampfdestillation aus den glänzenden grünen Nadeln der Weißtanne (Abies alba) gewonnen. Der immergrüne Baum wird wegen seines Holzes kommerziell angebaut und auch als Weihnachtsbaum verkauft (wofür mittlerweile aber meist andere Arten verwendet werden). Er ist in den Bergen Nordeuropas beheimatet. Eine Weißtanne kann über 50 Meter hoch werden.

Legenden und Historisches

Die Weißtanne findet in mehreren Mythen Erwähnung. Die Anhänger des Gottes Dionysos, des griechischen Gottes des Weines und der Trunkenheit (der bei den Römern Bacchus hieß), huldigten ihm im Wald und nicht im Tempel. Die Mänaden, wilde Frauen, begleiteten ihn auf seinen Reisen um die ganze Welt. Sie trugen Stäbe, deren Spitzen mit Pinienzapfen geschmückt waren. Kybele war die Muttergöttin

Anatoliens. Im Mittelpunkt ihrer Gelage in den Bergen stand immer eine heilige Weißtanne, die speziell geschmückt war. Einer Sage zufolge nahm sich ihr Geliebter Attis unter einem solchen Baum das Leben und wurde daraufhin selbst zu einer Weißtanne. Die vorhellenistische Göttin der Geburt war Eileithyia und das Harz der Weißtanne wurde manchmal als Menstruation der Eileithyia bezeichnet. Vermutlich wurde es bei Geburten zu medizinischen Zwecken verwandt.

Die Ureinwohner im Nordwesten Amerikas, besonders im Gebiet des heutigen US-Bundesstaats Washington, verwandten bei ihren Wetterritualen Tannenzapfen. Die Haisla im Gebiet der heutigen kanadischen Provinz British Columbia schwärzten ihre Gesichter als Zeichen der Trauer mit Pech aus der Weißtanne.

Esoterische Eigenschaften

Platon schrieb, dass die Weißtanne die hellseherische Fähigkeit fördern konnte. Ihr Öl ist eine wertvolle Substanz bei Initiationsriten und bei der Erkundung des menschlichen Geistes und der Vorstellungskraft. Es holt Verborgenes und Verdrängtes aus den Schatten und hilft uns auf unserem Weg in unsere Kraft und auf der Suche nach Wissen.

Die Weißtanne ist eng mit dem Geheimnis des Lebens verknüpft. Sie ermutigt uns, mit dem Ungezähmten eins zu werden, und stärkt dadurch unsere Intuition und Überlebenskünste. Mit ihrer Hilfe erfahren wir die Energie des tiefen, geheimnisvollen Waldes und der Wildnis, die dahinter liegt. Sie stärkt und bereichert unsere Verbindung zur Natur und ihren sichtbaren und unsichtbaren Geschöpfen.

Geführte Meditation

Ich empfehle Ihnen, die Meditation aufzunehmen, bevor Sie mit dem Öl der Weißtanne meditieren. Dann können Sie dem Text ganz entspannt zuhören, ohne ins Buch schauen zu müssen. Folgen Sie einfach der Vorbereitung auf eine geführte Meditation (Seite 34). Das Mandala kann Ihnen helfen, die meditative Erfahrung noch zu vertiefen.

Ich bin in der Erde verwurzelt, aber meine Krone ragt in den Himmel. Ich nehme den grünen, üppigen Wald mit all seinen Farben und Geräuschen in mich auf.

Spür die Energie, die zwischen meinen Ästen aufsteigt. Sie löst sämtliche Blockaden, die dein Wachstum behindern. Zeige deine Lebenskraft. Nimm wahr, wie die Last deiner Seele leichter wird und sich auflöst.

Denk daran, dass du dir deine Grenzen selbst auferlegt hast. Sie offenbaren deinen eingeschränkten Blick auf dich selbst. Verlasse die Dunkelheit und betrete das Licht. Riech die Erde, hör das Vogelgezwitscher und dehne alle deine Sinne weit aus.

Ich fordere dich auf, zu deiner Kraft zu stehen. Befreie dich von deinen selbst auferlegten Verpflichtungen. Sei dir bewusst, dass du ein geliebtes Kind des Waldes bist und den Geschöpfen um dich herum dienst. Ich helfe dir, deinen Horizont zu erweitern und weiter zu sehen, als du es dir je vorgestellt hast.

Ich stimme dich auf die Schwingungen des Universums ein. Du musst nichts tun, außer es zuzulassen, dann kann es sofort geschehen.

Anwendungsgebiete

Dieses Öl hilft uns, wenn wir wachsen und uns weiterentwickeln müssen, wenn wir wissen, dass uns der Lebensweg, auf dem wir uns befinden, einschränkt oder uns nicht mehr erfüllt. Es verleiht uns Intuition, sodass wir eine neue Richtung einschlagen können. Außerdem befreit es uns von unseren inneren Grenzen, die uns in einem selbsterrichteten Gefängnis festhalten, statt uns zu stabilisieren.

Karmischer Ursprung

Die Weißtanne hat eine karmische Verbindung zum Planeten Erde (Seite 64).

Im Überblick

- hilft uns, unsere eigene Kraft zu entdecken
- gibt uns Orientierung in unserem Leben
- befreit uns von alten Mustern
- ermutigt uns, zu unserem wahren Selbst zu finden
- frischer, trockener Duft wie ein Nadelwald
- mit dem Stirnchakra verbunden

Gegenanzeigen

Die Öle verschiedener Tannenarten werden als Tannennadelöl angeboten. Achten Sie daher darauf, dass Sie auch wirklich das Weißtannen-Öl der Art Abies alba kaufen.

James lebte in einer kleinen Wohnung in Manchester. Obwohl er ein Studium der Ingenieurswissenschaften erfolgreich abgeschlossen hatte, fand er sich im Leben danach nur schwer zurecht. Er bewarb sich für viele Jobs, wurde aber nie genommen. Das nagte an seinem Selbstbewusstsein, sodass er sich immer mehr zurückzog. Er hatte kaum noch Kontakt zu seinen Freunden und bekam Angst, seine Wohnung zu verlassen.

Als ich ihn besuchte, sah ich einen blassen jungen Mann, dessen Leben sich nur noch auf die eigenen vier Wände beschränkte. Seine Welt wurde immer kleiner und er hatte kaum noch Energie. Er fühlte sich gefangen und war deprimiert.

James sagte mir, dass er oft über seine Jugendzeit nachdachte. Damals war er gesellig und unternehmungslustig gewesen. Er gehörte einem Sportverein an und war gerne in der Natur unterwegs. Nun bekam er schon beim Anziehen seiner Schuhe ein beklemmendes Gefühl.

Ich fragte ihn vorsichtig, ob er seine Grübelei vielleicht in eine Meditation umwandeln konnte. Ich spürte, dass sein wahres Selbst aufblühen wollte, aber damit das geschehen konnte, brauchte er einen Impuls.

Er erzählte mir von einem besonderen Platz seiner Kindheit. Seine Familie lebte am Rand eines Waldes und James spielte so oft es ging zwischen den Bäumen. Er spielte allein, aber er spürte, dass die Bäume mit ihm sprachen.

Das Öl der Weißtanne trägt die Schwingungen der Bäume in sich. Es hat die Energie des Wachstums und wenn man mit ihm meditiert, hilft es, die Aura auszudehnen. Ich mischte ein Fläschchen Öl für James an, damit seine Äste in den Himmel wachsen konnten. Das Öl brachte ihm Träume, von denen er mir erzählte:

»Aus den raschelnden Blättern erschien ein uralter Geist. Ich roch die Erde und hörte das Knacksen der Zweige, die ich streifte. Ich blickte nach oben, wo ich die Spitzen der Tannen in den Himmel ragen sah. Die Bäume sprachen und ich spürte

nicht nur ihren Respekt und ihr Mitgefühl, sondern sie ermutigten mich, weiterzugehen. Ich befand mich an einem Ort, der wie eine grüne Kathedrale wirkte, und die Bäume erzeugten ein mächtiges Energiefeld, das durch mich drang und meine eigene Frequenz anhob. Die Bäume sagten, dass sie an meiner Seite stehen würden, wenn ich nach draußen ginge.«

Eines Samstags bat James seine Mutter, mit ihm in den New-Forest-Nationalpark im Süden Englands zu fahren. Dort verbrachten sie das Wochenende mit Camping und Wandern. James spürte, wie seine Kraft zurückkehrte, und innerhalb von sechs Monaten fand er einen Job als Gärtner und lebte in einem Häuschen, das von Tannen umgeben war. Das Öl hatte ihn wieder in sein Gleichgewicht gebracht und ihm dabei geholfen, ein neues Leben anzufangen.

Glossar

Abortivum: Ein Mittel, das eine Abtreibung auslösen kann und daher während der Schwangerschaft nicht verwendet werden soll.

Absolue: Ätherisches Öl, das durch ein Lösungsmittelextraktionsverfahren gewonnen wird.

Acedia: Spirituelle oder geistige Trägheit.

Alchemie, alchemistisch: Ein magisches Verfahren, bei dem etwas umgewandelt und/oder erschaffen wird.

Caduceus: Heroldsstab der griechischen oder römischen Antike. Der von zwei Schlangen umschlungene Stab des Götterboten Hermes/Merkur.

Chemotyp: Der Chemotyp eines ätherischen Öls hat eine individuelle chemische Zusammensetzung. Unterschiedliche Chemotypen können aus der gleichen Pflanzenart gewonnen werden, haben aber nicht unbedingt die gleichen therapeutischen Eigenschaften.

Consolamentum: Eine spirituelle Taufe für Kranke oder Sterbende, die den empfangenden Personen ihre verstorbenen Angehörigen zeigen und ihnen einen Blick ins Paradies geben kann.

Deva: Ein Naturgeist.

Dolde: Ein Blütenstand, bei dem mehrere fast gleich lange Stiele aus einer Hauptachse wachsen, sodass die Blüten einen Teller oder Schirm bilden.

Emmenagogum: Ein Mittel, das eine Menstruation auslösen oder Blutungen verstärken kann.

Enfleurage: Ein Gewinnungsverfahren von ätherischen Ölen und Duftstoffen aus Blüten, bei dem diese Substanzen von geruchlosen tierischen oder pflanzlichen Fetten absorbiert werden.

Heliotrop: Eine heliotrope Pflanze wächst oder bewegt sich in die Richtung des Sonnenlichts.

Hellriechen: Das Empfangen geistiger Botschaften über den Geruchssinn.

Hüter: Geistige Führer, die uns vor den vielen Energien und Wesen der Ätherebene beschützen und diese abwehren, wenn sie versuchen, in unser Energiefeld einzudringen.

Hüter-Öl (Schutzöl): Ein Öl, das die Seele eines Menschen auf Astralreisen führt und beschützt.

Lichtkörper: Die Gesamtheit der energetischen Ebenen eines Körpers, vom materiell dichtesten physischen Körper bis zum feinstofflichsten Geistkörper.

Mandala: Ein heiliger Kreis ohne Anfang und ohne Ende. Die runde Form und die Zentriertheit des Mandalas harmonisieren die Energien des Körpers und fördern Entspannung, Kreativität und Heilung.

Monoterpene: Chemische Verbindungen, die in fast allen ätherischen Ölen enthalten sind. Sie hemmen die Ansammlung von Giftstoffen und verstärken die therapeutische Wirkung der anderen Bestandteile. Sie sorgen also für ein harmonisches Gleichgewicht aller Komponenten.

Myrrhophoren: Ein alter Geheimbund von Frauen, die heilige Öle zum höchsten Wohl aller Menschen einsetzen.

Nous: Die Weisheit des Herzens.

Numinoses: Etwas stark Spirituelles oder Religiöses, die Präsenz des Göttlichen.

Oleoresin: Eine natürliche oder künstlich hergestellte Mischung aus ätherischen Ölen und einem Harz. Balsam ist ein Beispiel für ein Oleoresin.

Oneiromantie: Die Deutung von Träumen, um die Zukunft vorherzusagen.

Phototoxische Reaktion: Eine Hautirritation, die durch eine chemische Reaktion auf die Einwirkung von Sonnenlicht hervorgerufen wird.

Protuberanzen: Ströme aus leuchtenden Gasteilchen oberhalb der Chromosphäre der Sonne.

Psychopompos: Ein erfahrener spiritueller Praktiker, der Sterbende auf ihrer letzten Reise begleitet und/oder ihren Seelen den Weg ins Jenseits zeigt.

Schamane: Eine Person, die Zugang zu und Einfluss in der Welt der guten und bösen Geister hat. Schamanen sind auch Wahrsager und Heiler.

Seelenbegleiter: Ein spiritueller, ganzheitlicher Therapeut, der Sterbende betreut.

Seelenverlust: Wenn ein Aspekt der Seele auf einer Astralreise verlorengeht, weil die reisende Person sich nach ihrer Rückkehr nicht angemessen geerdet hat.

Sigille: Ein heiliges Symbol, das eine bestimmte Energie repräsentiert.

Spikulen: Kurze, relativ kleine Gaseruptionen auf der Sonne.

Thuribulum: Ein Weihrauchfass aus Metall, das an Ketten befestigt ist und während eines Gottesdienstes geschwenkt wird. Es wird bei Opferritualen verwendet. Der aufsteigende Rauch symbolisiert die Gebete, die in den Himmel aufsteigen.

Zirbeldrüse: Ein winziges Bündel aus Nervengewebe in der Mitte des Gehirns, von dem man sagt, dass es der Sitz der Seele im Körper und die Verbindung zum Göttlichen sei.

Service

Empfohlene Bücher

Aromatherapie und ätherische Öle. Über 400 Rezepte für Beauty, Gesundheit und Ihr Zuhause, Lora Cantele und Nerys Purchon (Stuttgart: TRIAS 2017)

Colour Scents: Healing with Colour and Aroma, Suzy Chiazzari (London: C. W. Daniel Company, 1998)

Magical Aromatherapy: The Power of Scent, Scott Cunningham (St. Paul, Minnesota: Llewellyn Publications, 1990)

The Complete Book of Incense, Oils and Brews, Scott Cunningham (St. Paul, Minnesota: Llewellyn Publications, 1989)

Aromatherapie und Chakren: Der Einfluss von Aromaölen auf unseren feinstofflichen Körper, Patricia Davis (München: Droemer Knaur, 1993)

Vibrational Medicine, Richard Gerber (Santa Fe, New Mexico: M. D. Bear & Co., 1998)

Mixing Essential Oils for Magic: Aromatic Alchemy for Personal Blends, Sandra Kynes (St. Paul, Minnesota: Llewellyn Publications, 2013).

Sacred Luxuries: Fragrance, Aromatherapy and Cosmetics in Ancient Egypt, Lise Manniche, (London: Cornell University Press, 1999)

Aromatherapie für die Seele, Gabriel Mojay (München: Goldmann, 1999)

Llewellyn's Complete Formulary of Magical Oils – Over 1200 Recipes, Potions & Tinctures for Everyday Use, Celeste Rayne Heldstab (St. Paul, Minnesota: Llewellyn Publications, 2012)

Aromaöle von A–Z, Wanda Sellar (München: Droemer Knaur, 1998)

A Safe Journey Home, Felicity Warner (London: Hay House Publishers, 2008)

The Soul Midwives' Handbook, Felicity Warner (London: Hay House Publishers, 2013)
The Fragrant Heavens, Valerie Ann Worwood (London: Bantam Books, 1999)
Aromapflege für Sie. Mit ätherischen Ölen begleiten, trösten und stärken, Eliane Zimmermann (Stuttgart: TRIAS 2017)

Kurse und Workshops

Felicity Warner bietet einen Online-Kurs zum Thema heilige Öle an. Informationen zur Anmeldung erhalten Sie unter der E-Mail-Adresse sacredoils@outlook.com.

Felicity Warner hält in ihrem Kurszentrum im englischen Dorset und an einigen weiteren Standorten in Großbritannien auch Workshops und Retreats zu den heiligen Ölen ab. Weitere Informationen finden Sie auf ihrer Website www.soulmidwives.co.uk.

Ätherische Öle kaufen

Anbieter in Großbritannien

Materia Aromatica

Ätherische Öle, Basisöle und Zubehör, einschließlich Glasflaschen und Pipetten.
www.materiaaromatica.com

Oshadhi

Ätherische Öle und Basisöle aus biologischem Anbau.
www.oshadhi.co.uk

Soul Midwives

Eine Auswahl an ätherischen Ölen.

www.soulmidwivesshop.co.uk

Essential Oils Online

Glasflaschen und Pipetten

www.essentialoilsonline.co.uk

Homeopathic Supply Company

Glasflaschen und Etiketten

www.hsconline.co.uk

Individuelle Öle

Felicity Warner stellt auf Anfrage individuelle Ölmischungen her. Weitere Informationen erhalten Sie unter der E-Mail-Adresse sacredoils@outlook.com.

Anbieter in Deutschland

Primavera

Ätherische Öle und Zubehör, einschließlich Glasflaschen und Pipetten.

www.primaveralife.com

Young Living

Große Auswahl an ätherischen Ölen.

www.youngliving.com/de_DE

Maienfelser Naturkosmetik Manufaktur

Über 900 ätherische Öle, darunter auch seltene Öle.

www.maienfelser-naturkosmetik.de

Tiroler Kräuterhof

Große Auswahl an Bio-Ölen, einschließlich »Bibelöle« und Zubehör wie Zerstäuber und Duftlampen.

www.tiroler-kraeuterhof.com

Danksagung

Ohne die liebevolle Unterstützung und Hingabe meines Ehemanns Richard wäre aus meiner verstreuten Sammlung aus Notizen und Tagebüchern wohl nie ein Buch geworden. Da ich mich immer dafür entscheide, neue Wege zu gehen, machten mich meine Neugier und Begeisterung für die Welt der Seele zu einer Art Zeitreisenden, die umherzieht, statt »zu Hause« das Essen zu kochen und die Wäsche zu bügeln. Richard sorgt dafür, dass unser Heim warm und gepflegt ist und dass unsere Katzen Zennor, Sorcha und Padstow ihr Futter bekommen.

Ich bedanke mich auch bei allen, die mir auf andere Weise geholfen haben:

Bei Michelle Pilley und ihrem großartigen Team bei Hay House, bei der intuitiven, sanftmütigen Jane Struthers und ihren Zauberkünsten und bei meiner Agentin Chelsey Fox, die meine Arbeit gefördert und mich stets ermutigt hat.

Bei meinen wunderbaren Töchtern Daisy und Lusea, meinen Enkeltöchtern Matilda, Amelie und Beatrice sowie bei dem Baby, das unterwegs ist. Ihr bringt mich immer zum Lächeln.

Bei meiner Assistentin Samantha Martin, die meine verlässliche, fantastische Beschützerin ist.

Bei meinen wunderbaren, mitfühlenden und gütigen Seelenbegleitern – es sind zu viele, um sie alle aufzuzählen, aber ganz besonders danke ich Mandy, Dee, Krista, Wendy, Jude, Suzi, Michael und William für ihre unendliche Liebe und Unterstützung.

Bei meinen lieben Freunden, einschließlich bei Mel Bailey und Buster, die mir das Reiten beigebracht haben, und bei Sarah Peters, meiner langjährigen Freundin – schon als Kinder haben wir aus Blüten Duftwässer hergestellt.

Bei Sir John Tavener, der mithilfe von Klang und Energie Portale öffnet, und bei Lucy M. Boston, deren Bücher und Persönlichkeit mich inspiriert haben.

Bei Lys De Grasse und natürlich auch bei Maria Magdalena, der wichtigsten Lehrerin der Geschichte.

Bibliografische Information der Deutschen Nationalbibliothek
Die Deutsche Nationalbibliothek verzeichnet diese Publikation in der Deutschen Nationalbibliografie; detaillierte bibliografische Daten sind im Internet über http://dnb.d-nb.de abrufbar.

Programmplanung: Katja Liese
Projektmanagement: Anja Bippus
Übersetzung: Nina Kavelar

Umschlaggestaltung und Layout:
CYCLUS · Visuelle Kommunikation, Stuttgart

Bildnachweis:
Umschlagfoto: CYCLUS · Visuelle Kommunikation, Stuttgart, modifiziert nach © iStock.com/ManonLabe (Hintergrund) und © iStock.com/Olga Kurbatova (Öltropfen)
Autorenfoto: © Caroline Forbes
Zeichnungen: Grafikbüro Schaaf, Germersheim; alle Mandalas: Damian Bell/Mandala Maker (www.makeitmobile.co)

Die englische Originalausgabe erschien 2018 unter dem Titel »Sacred Oils. Working with 20 Precious Oils to Heal Spirit and Soul«. Copyright © 2018 Felicity Warner. Originally published in 2018 by Hay House UK Ltd.

1. Auflage 2020

www.trias-verlag.de

Printed in Germany

Satz und Repro: Fotosatz Buck, Kumhausen
Gesetzt in Adobe Indesign CS6
Druck: AZ Druck und Datentechnik GmbH, Kempten

Gedruckt auf chlorfrei gebleichtem Papier

ISBN 978-3-432-11082-0 2 3 4 5 6

Auch erhältlich als E-Book:
eISBN (ePub) 978-3-432-11083-7

Wichtiger Hinweis: Wie jede Wissenschaft ist die Medizin ständigen Entwicklungen unterworfen. Forschung und klinische Erfahrung erweitern unsere Erkenntnisse. Ganz besonders gilt das für die Behandlung und die medikamentöse Therapie. Bei allen in diesem Werk erwähnten Dosierungen oder Applikationen, bei Rezepten und Übungsanleitungen, bei Empfehlungen und Tipps dürfen Sie darauf vertrauen: Autoren, Herausgeber und Verlag haben große Sorgfalt darauf verwandt, dass diese Angaben dem Wissensstand bei Fertigstellung des Werkes entsprechen. Rezepte werden gekocht und ausprobiert. Übungen und Übungsreihen haben sich in der Praxis erfolgreich bewährt.

Eine Garantie kann jedoch nicht übernommen werden. Eine Haftung des Autors, des Verlags oder seiner Beauftragten für Personen-, Sach- oder Vermögensschäden ist ausgeschlossen.

Wo datenschutzrechtlich erforderlich, wurden die Namen und weitere Daten von Personen redaktionell verändert (Tarnnamen). Dies ist grundsätzlich der Fall bei Patienten, ihren Angehörigen und Freunden, z. T. auch bei weiteren Personen, die z. B. in die Behandlung von Patienten eingebunden sind.

FSC www.fsc.org
MIX
Papier | Fördert gute Waldnutzung
FSC® C008457